Judith Gueswendé PITROIPA

LINFOMA DA ZONA MARGINAL DO GÂNGLIO LINFÁTICO

Judith Gueswendé PITROIPA

LINFOMA DA ZONA MARGINAL DO GÂNGLIO LINFÁTICO

LINFOMA DA ZONA LINFONODAL MARGINAL NO HOSPITAL REGIONAL DE FADA N'GOURMA (BURQUINA FASO)

ScienciaScripts

Imprint

Any brand names and product names mentioned in this book are subject to trademark, brand or patent protection and are trademarks or registered trademarks of their respective holders. The use of brand names, product names, common names, trade names, product descriptions etc. even without a particular marking in this work is in no way to be construed to mean that such names may be regarded as unrestricted in respect of trademark and brand protection legislation and could thus be used by anyone.

Cover image: www.ingimage.com

This book is a translation from the original published under ISBN 978-620-6-72115-4.

Publisher:
Sciencia Scripts
is a trademark of
Dodo Books Indian Ocean Ltd. and OmniScriptum S.R.L publishing group

120 High Road, East Finchley, London, N2 9ED, United Kingdom
Str. Armeneasca 28/1, office 1, Chisinau MD-2012, Republic of Moldova, Europe
Printed at: see last page
ISBN: 978-620-8-10219-7

DEDICATÓRIAS E AGRADECIMENTOS

A Deus Todo-Poderoso.

Quem me inspirou, quem me guiou pelo bom caminho, devo a vós aquilo em que me tornei, submissão, louvor e agradecimento.

Para a mamã e o papá.

Dedico-vos hoje o meu êxito. Que Deus, o misericordioso, vos acolha no seu paraíso eterno, AMÉM!

Aos meus filhos: Hope Axel Johan e Ange Priscille Kiswendsida. Fizeram muitos sacrifícios durante a vossa formação. Que este vosso trabalho vos inspire a trabalhar sempre com afinco e a dar o melhor de vós próprios. Que Deus vos abençoe a todos.

Aos meus irmãos e irmãs: Colette, Fréderic, Victorien, Emmanuel, Roland, Edwige e Basile Junior. A fraternidade não tem preço, como se costuma dizer. Muito obrigado por terem estado comigo todos estes anos. Precisarei sempre de vós para o resto da minha carreira. Por favor, aceitem a expressão do meu amor fraterno! Este trabalho é uma honra para vós! Que possamos permanecer unidos pela graça de Deus!

Aos meus sobrinhos: Ethan, Dylan Yanis e Maël, vocês são uns anjos. Que Deus vos abençoe, vos dê uma longa vida e vos torne seres piedosos e amados por Ele. Amo-vos a todos.

AGRADECIMENTOS

Os nossos agradecimentos vão para :

*À **Professora Assita SANOU/LAMIEN,** minha professora e orientadora da dissertação. Obrigada pela sua orientação e pelos conhecimentos que adquiri ao seu lado. Que o Senhor, na sua grande bondade, o cumule de bênçãos.*
*Ao meu co-orientador, **Dr. Souleymane OUATTARA**, caro mestre, obrigado por ter aceitado corrigir este trabalho. Não tenho palavras para exprimir a minha gratidão. Que o Todo-Poderoso vos pague cem vezes mais por toda a vossa bondade.*

A todos os orientadores do mestrado em citologia clínica da UFR/SDS da Universidade Joseph KI-ZERBO, obrigada, queridos mestres, por todo o rico ensino prático que recebi. Foi um verdadeiro prazer e uma honra para mim aprender convosco.

*A todo o pessoal do Serviço de Anatomia Patológica e Citologia do Hospital Regional de Fada N'Gourma, especialmente ao meu colega e chefe de serviço, **Dr. HIEN Téontoume**, o meu muito obrigado. Que o Todo-Poderoso nos mantenha unidos, ámen.*

AOS NOSSOS SENHORES E JUÍZES

À nossa Mestre e Presidente do Júri, **Professora Olga Mélanie LOMPO**

É

♣Professor Titular de Anatomia e Citologia Patológica da UFR/SDS Joseph KI-ZERBO;

♣Chefe do Departamento de Anatomia e Citologia Patológica, CHU Yalgado Ouédraogo ;

♣Titular da CHAIRE Recherche et Action Contre le Cancer (ReAAC);♣ Chefe do Laboratório de Morfologia e Organogénese da Escola Doutoramento em Ciências e Saúde (ED2S) na Universidade Joseph KI-Zerbo;♣ Coordenador do Mestrado em Citologia Clínica;

♣Cavaleiro da Ordem Nacional ;

♣Chevalier de l'Ordrc International des Palmes Académiques (OIPA) do CAMES.

Mestre honrado,

É um privilégio imenso que nos concedeu ao aceitar presidir a esta obra. Ao trabalhar consigo ao longo destes últimos anos, caro Mestre, apreciámos a sua simplicidade, o seu rigor científico e o seu gosto pelo trabalho bem feito. Ensinou-nos anatomia patológica e citologia clínica e introduziu-nos na investigação, que foi o meu primeiro passo nesta disciplina essencial que tanto preza. Ficar-lhe-emos eternamente gratos.

O nosso maior desejo é continuar a beneficiar dos vossos imensos conhecimentos.

Que Deus Todo-Poderoso vos abençoe abundantemente!

À nossa Mestre e orientadora, **Professora Assita SANOU/ LAMIEN**

É

Professor Titular de Anatomia e Citologia Patológica da UFR/SDS da Universidade Joseph Ki-ZERBO;

Chefe adjunto do serviço de Anatomia Patológica e Citologia do Hospital Universitário Yalgado Ouédraogo;

Diploma de coordenador de estudos especializados em Anatomia Patológica e Citologia;

Coordenador adjunto do Mestrado em Citologia Clínica ;

Presidente da Société Burkinabé de Pathologie (SOBUPATH); Diretor da Ecole Doctorale des Sciences et Santé (ED2S);

Chevalier de l'ordre du mérite national agrafe santé; Chevalier de l'ordre de l'Etalon.

Mestre Honorário,

O seu conhecimento científico, a sua simplicidade, a sua simpatia, o seu rigor científico e o seu amor por um trabalho bem feito são admiráveis.

Ficámos muito impressionados com a vossa acessibilidade, a vossa disponibilidade em todos os momentos.

Os nossos sinceros agradecimentos.

Que Deus Todo-Poderoso vos acompanhe ao longo da vossa vida!

*Ao nosso Mestre e Juiz, **Professor Cheikh Bougadari TRAORE***

É

Professor de Anatomia Patológica e Citologia na Faculdade de Medicina e Odontostomatologia (FMOS);

Diretor do Departamento de Ensino e Investigação em Ciências Fundamentais da FMOS da Universidade de Ciências, Tecnologia e Tecnologia de Bamako (USTT-B);

Chefe do Departamento de Anatomia e Citologia Patológica do Centro Hospitalar Universitário (CHU) Point G ;

Diretor do Registo do Cancro do Mali ;

Diretor do Centro de Investigação e Formação em Patologias Moleculares (CREFPAM);

Presidente da Sociedade de Patologia do Mali (SMP);

Colaborador no projeto de rastreio do cancro do colo do útero no Mali.

Caro Mestre,

Estamos muito gratos pela honra que nos deu ao aceitar fazer parte do júri de defesa da nossa dissertação, apesar da sua agenda preenchida. Permita-nos expressar a nossa admiração pela sua espontaneidade e amabilidade ao aceitar julgar este modesto trabalho.

Que Deus vos abençoe e vos recompense por todos os sacrifícios que fizestes ao longo dos muitos anos da vossa carreira. Amém.

ÍNDICE DE CONTEÚDOS

INTRODUÇÃO

Os linfomas são doenças malignas hematológicas que resultam da proliferação anormal de linfócitos maduros da linhagem B em 85% dos casos e da linhagem T em 15% dos casos. Os linfomas B representam a maioria dos casos e compreendem um grande número de entidades heterogéneas, tanto em termos de apresentação clínica como de prognóstico [1].

Os linfomas subdividem-se em 2 categorias: Os linfomas de Hodgkin e os linfomas não-Hodgkin (LNH). O linfoma não-Hodgkin é o nono cancro mais comum, com mais de 355 novos casos diagnosticados todos os anos no Burkina Faso [2].

Classificados como LNH indolentes de tipo B, os linfomas da zona marginal (LZM) representam 11% de todos os LNH [3]. O linfócito que está na origem destes linfomas da zona marginal é uma célula bastante especial conhecida como célula de "memória". Trata-se de um linfócito que conservou a memória de uma interação anterior com um agente estranho (antigénio) e que, por conseguinte, é capaz de produzir uma resposta imunitária rápida e altamente adaptada. Estes linfócitos B de memória são armazenados numa área dos gânglios linfáticos conhecida como "zona marginal". É a partir desta zona que os linfócitos anómalos se propagam, daí o nome da doença. Na quinta edição da classificação da Organização Mundial de Saúde [4], os linfomas da zona marginal incluem três entidades: os MZL extraganglionares desenvolvidos a partir do tecido linfoide associado à mucosa (MALT), que se encontram principalmente (70%) no estômago, os MZL esplénicos (SZML) (20%) e os MZL dos gânglios linfáticos (LZMG) (10%) [5, 6]. O que estas entidades têm em comum é uma evolução geralmente indolente, com um risco limitado de transformação num linfoma de alto grau. Embora tenham sido feitos progressos consideráveis na compreensão dos mecanismos fisiopatológicos do linfoma MALT, que é o paradigma de um tumor desencadeado por um estímulo antigénico crónico, ainda há muito a fazer, sendo o LZMG relativamente raro. Relatamos um caso de LZMG num homem de 52 anos, diagnosticado no serviço de anatomia patológica e citologia do Hospital Regional de Fada N'gourma. Os dados disponíveis sobre o LZMG são muito escassos, o que motivou a realização deste estudo, cujo objetivo era identificar a abordagem diagnóstica baseada na exclusão de outros tipos de LNH de pequenas células B.

1. GERAL

1.1 O SISTEMA LINFÁTICO

1.1.1 LEMBRETE ANATÓMICO

O sistema linfático faz parte do sistema de defesa do organismo. É constituído por :

- Gânglios linfáticos: são pequenos órgãos em forma de feijão que se encontram por todo o corpo.

- Vasos linfáticos: vasos que permitem a circulação do fluido linfático por todo o corpo.

- Outros órgãos: medula óssea, timo, amígdalas, baço, fígado, tecido linfoide associado às membranas mucosas [7].

A figura 1 mostra um diagrama do sistema linfático.

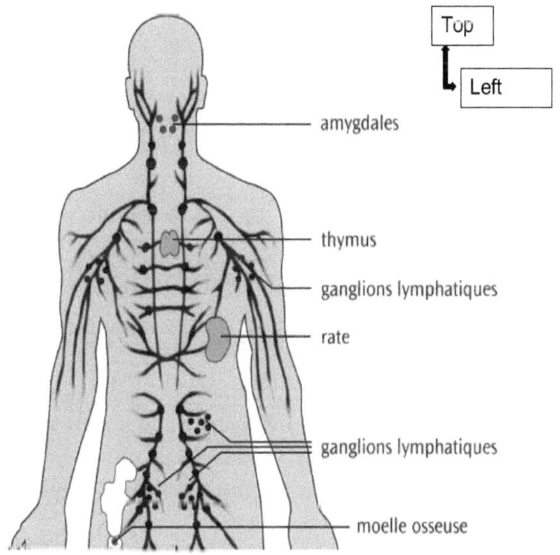

Figura 1: Diagrama do sistema linfático [7].

1.1.2 HISTOLOGIA DO TECIDO DOS GÂNGLIOS LINFÁTICOS

Os gânglios linfáticos estão rodeados por uma cápsula fibrosa e divididos por trabéculas de tecido conjuntivo que surgem da cápsula e se encontram no hilo. São constituídos por um córtex superficial, uma medula central e um córtex profundo (ou paracórtex) na interface dos dois [7] .

O córtex superficial é constituído por linfócitos dispostos principalmente em folículos linfóides esféricos; estes são os principais locais de localização e proliferação dos linfócitos B. Os folículos linfóides são classificados como "folículos primários" se não tiverem um centro claro, e como "folículos secundários" se tiverem. Os folículos primários são essencialmente constituídos por linfócitos B e transformam-se em folículos secundários após estimulação antigénica. Da periferia para o centro, estes são constituídos por :

- Zona marginal: circunda a zona do manto, não sendo normalmente visível nos gânglios linfáticos. A zona marginal é um compartimento anatómico distinto, composto por células B, bem desenvolvido em órgãos linfóides sujeitos a um influxo antigénico abundante, como o baço, as placas de Peyer do intestino delgado e as amígdalas. É menos evidente nos gânglios linfáticos, com exceção dos gânglios linfáticos mesentéricos [7]. A zona marginal faz parte do folículo linfoide. Rodeia o anel de linfócitos do manto e é composta por elementos linfocíticos de tamanho médio, com um núcleo contendo um ou dois nucléolos e citoplasma pálido de abundância variável. Está associado a alguns pequenos linfócitos, macrófagos, polimorfos e plasmócitos [7].

- A zona do manto: localizada na periferia do folículo, é constituída por pequenos linfócitos naïves.

- Centros germinais: local de proliferação de linfócitos B, caracterizado pela presença de uma rede densa e complexa de células dendríticas foliculares, centroblastos e centrócitos, linfócitos T e alguns macrófagos.

- Os cordões medulares contêm principalmente linfócitos B e células plasmáticas envolvidas na síntese de imunoglobulinas.

- A zona cortical profunda, ou paracórtex, é essencialmente constituída p o r linfócitos T que nunca se agrupam em folículos [8].

A figura 2 mostra uma secção transversal esquemática de um gânglio linfático.

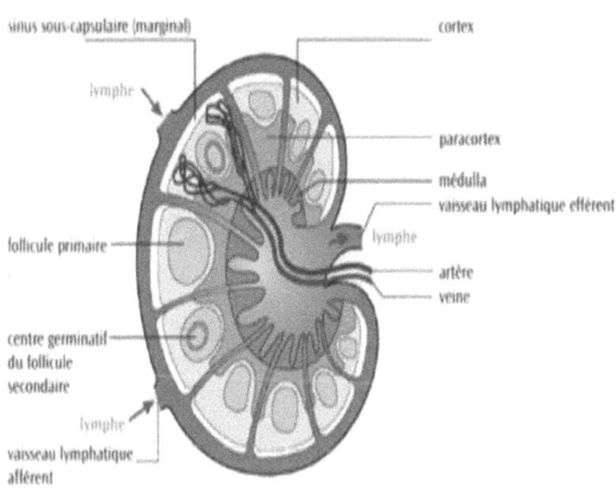

Figura 2: Estrutura do gânglio linfático [8].

A Figura 3 mostra o aspeto histológico normal de um gânglio linfático numa ampliação reduzida.

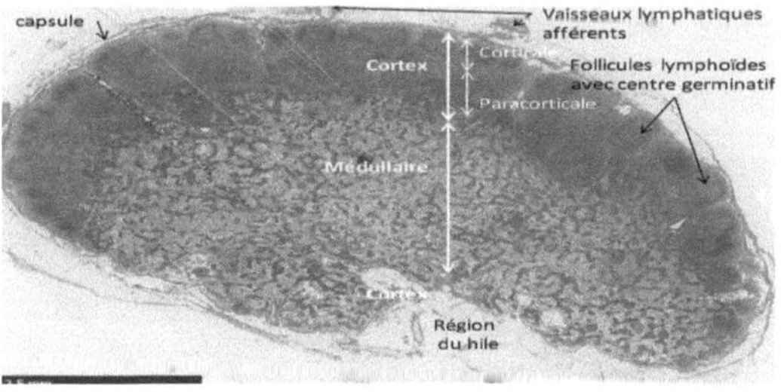

Figura 3: Histologia normal de um gânglio linfático (HE, G40) [8].

A Figura 4 mostra o aspeto histológico normal de um gânglio linfático numa ampliação intermédia.

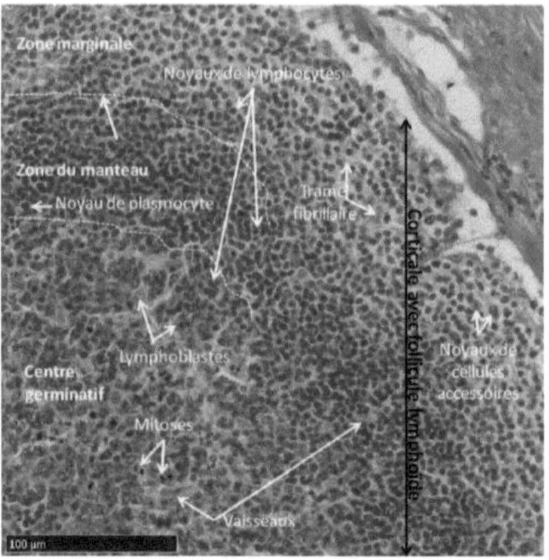

Figura 4: Histologia normal de um gânglio linfático em ampliação intermédia (HE, G100), [8].

1.2 DIFERENCIAÇÃO DOS LINFÓCITOS B

Os linfócitos B são os mediadores da imunidade humoral e da memória imunológica. Para desempenharem estas funções, estas células devem passar por um certo número de etapas de diferenciação que lhes permitem adquirir um repertório de receptores de antigénios (anticorpos) tão vasto quanto possível e, no entanto, tolerante ao próprio. Algumas destas etapas, que envolvem a remodelação somática de segmentos de genes e o refinamento da sua especificidade (através de um processo de hipermutação somática), são complexas e, embora altamente reguladas, não são isentas de perigo para a integridade do genoma. As primeiras etapas do desenvolvimento dos linfócitos B ocorrem na medula óssea e permitem a montagem do recetor de antigénio através do processo de recombinação [9]. No adulto, os linfócitos B, nesta fase ainda "imaturos", deixam a medula óssea e chegam ao baço, onde uma decisão celular fundamental vai orientar o seu destino para uma resposta T-independente (TI) ou T-dependente (TD) [10]. Esta decisão depende do tipo de sinalização envolvida, à qual cada linfócito B de transição é diferencialmente sensível. Esta primeira bifurcação do desenvolvimento dará origem, por um lado, a células B pré-activadas da zona marginal que residem na zona marginal esplénica e, por outro lado, a células B foliculares maduras que residem nos folículos esplénicos. Nos seres humanos, a origem das células B da zona marginal ainda é debatida, e estes linfócitos podem não ter origem nesta linhagem de células de transição, mas sim no fígado ou possivelmente no tecido linfoide associado à mucosa (MALT) [11]. Estas células B da zona marginal são especificamente educadas para responder rapidamente a antigénios IT transmitidos pelo sangue e produzem uma primeira linha de defesa contra agentes patogénicos específicos, tais como bactérias encapsuladas. Nos seres humanos, a maior parte dos linfócitos B da zona marginal (se não todos) apresenta níveis (embora relativamente baixos) de hipermutações somáticas nas regiões variáveis dos seus receptores, o que sugere que a diversificação dos receptores pode ocorrer fora da resposta TD clássica e antes do encontro com o antigénio.

O desenvolvimento dos linfócitos B é apresentado na Figura 5.

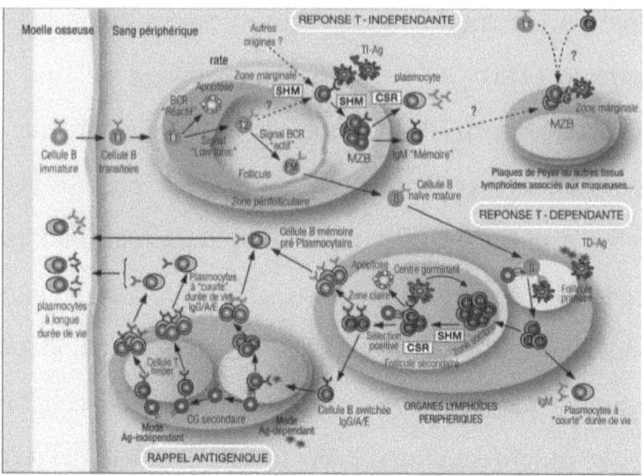

Figura 5: Diagrama do desenvolvimento dos linfócitos B [11].

Legenda: SHM: hipermutação somática; CSR: mudança de classe; TI-Ag: Antigénio T-independente; TD-Ag: Antigénio dependente de T; MZB: linfócitos B da zona marginal; cc: centrócito; cb: centroblasto. Após estimulação antigénica, os linfócitos B da zona marginal pré-ativados, pré-diversificados e pré-desenvolvidos migram rapidamente para a corrente sanguínea, quer como células plasmáticas secretoras de anticorpos, quer como linfócitos B de memória IgM.

Em contrapartida, os linfócitos B foliculares maduros ainda não são células efectoras quando saem do baço e recirculam na corrente sanguínea. Estas células B naïve ainda não encontraram o seu antigénio específico, mas estão preparadas para responder funcionalmente à estimulação TD. Esta última reação ocorre nos folículos dos órgãos linfóides secundários. Quando os linfócitos B ingénuos entram nos órgãos linfóides periféricos, são dirigidos para um folículo primário, que analisam para detetar a presença de um antigénio. Estes linfócitos B, agora activados pelo antigénio, deslocam-se rapidamente para a zona inter-folicular B-

T, onde sofrem uma expansão inicial limitada sob o impulso do sinal, resultante da interação com as células T (através do recetor T e do par CD40/CD40L em particular). Uma fração das células diferencia-se em plasmócitos IgM de curta duração, que não sofrem nem mudança de classe nem hipermutação somática, mas produzem rapidamente uma resposta inicial a agentes patogénicos invasivos. A outra fração de células B activadas inicia a formação de um centro germinativo (CG) num folículo secundário. Na zona escura do centro germinal, as células B activadas reprimem a expressão superficial do recetor de antigénio, bem como de outros genes, como o Bcl2, proliferam extensivamente como centroblastos e desencadeiam o programa de maturação por afinidade, que consiste principalmente no processo de hipermutação somática dos genes das imunoglobulinas. Como o processo de hipermutação somática é aleatório, as mutações no recetor de antigénio resultarão, na maioria dos casos, numa redução da afinidade para o antigénio pelo qual estas células foram inicialmente estimuladas, e apenas a uma pequena minoria será atribuído um recetor mais afim. A transição centroblasto-centrócito é acompanhada por paragem do ciclo celular, migração para a zona clara do CG e uma segunda decisão crucial para a célula. O recetor mutado é reexpresso na superfície celular e "testado" pelas células T foliculares auxiliares (hFTC) e pelas células dendríticas apresentadoras (DC) [12]. Dependendo da nova afinidade do seu recetor para o antigénio, o centrócito é ignorado e morre por apoptose (quando a afinidade está diminuída); ou instruído a reiniciar um ciclo de mutações (quando a afinidade não é alterada); ou instruído a realizar a mudança de classe e a completar as fases finais da maturação do CG (quando a afinidade está aumentada). Os linfócitos B foliculares hipermutados, comutados e diferenciados reexpressam um certo número de genes, como o Bcl2, e saem do CG, numa fração, como linfócitos B de memória comutada que exprimem IgG, IgA ou IgE de elevada afinidade para o antigénio e, noutra fração, tendo sofrido uma expansão maciça e uma diferenciação terminal como plasmócitos de curta duração que segregam anticorpos isotipo IgG, IgA ou IgE. Uma fração destes plasmócitos recircula em nichos específicos da medula óssea e adquire um tempo de vida mais longo (alguns meses). Os linfócitos B de memória comutada recirculam para os órgãos linfóides periféricos (em particular para o baço), onde se tornam os principais reguladores da resposta de memória a longo prazo a episódios infecciosos recorrentes. Durante estas crises infecciosas, ocorrem dois modos de resposta:

- No modo clássico "dependente do antigénio", as células B de memória específicas do antigénio comutadas são reactivadas através do seu recetor pelas células T auxiliares correspondentes e passam por um novo ciclo de expansão clonal maciça e de diferenciação em plasmócitos;

- Num modo "independente do antigénio" recentemente proposto, a estimulação policlonal do conjunto de células B de memória comutada residentes nos órgãos linfóides secundários onde ocorre a recordação do antigénio é simultaneamente estimulada colateralmente por uma ajuda indireta, a proliferação de células T independentes do antigénio (o chamado efeito espetador, possivelmente através da interação CD40-CD40L e da produção de citocinas). Pensa-se que este efeito leva à proliferação (mais limitada) de células B de memória com inespecificidades para o agente patogénico invasor e à diferenciação numa nova geração de células plasmáticas [13].

Estas activações policlonais recorrentes do conjunto global de células B de memória durante desafios antigénicos sucessivos na história imunológica de um indivíduo poderiam explicar a produção a longo prazo de um amplo espetro de anticorpos e, por conseguinte, a manutenção de uma memória serológica ao longo da vida humana.

1.3 CLASSIFICAÇÃO DOS LINFOMAS B

Em 2008, a classificação dos tumores malignos hematológicos da Organização Mundial de Saúde (OMS) estabeleceu a existência de três entidades, consoante o local de envolvimento: MZL, MZSL e MZLG. Esta classificação foi alargada em 2016 para incluir a linfocitose monoclonal B do tipo LZM e o linfoma da polpa vermelha ou outras formas limítrofes [4].

Os linfomas B da classificação da OMS de 2016 estão agrupados na Tabela I.

Tabela I: Classificação da OMS de 2016 para os linfomas B [4].

Neoplasia linfoide B madura
Leucemia linfocítica crónica / Linfoma linfocítico
Linfocitose monoclonal B *
Leucemia prolinfocítica B
Linfoma da zona marginal esplénica
Leucemia de células pilosas
Linfoma/leucemia B esplénico, não classificável
Linfoma difuso de pequenas células B da polpa vermelha esplénica
Leucemia de células pilosas - variante
Linfoma linfoplasmocitário
Macroglobulinemia de Waldenström
Gamopatia monoclonal de significado indeterminado (MGUS) IgM *
Doença da cadeia pesada m
Doença da cadeia pesada g
Doença da cadeia pesada a
Gamopatia monoclonal de significado indeterminado (IgG/IgA*)
Mieloma múltiplo
Plasmocitoma solitário do osso
Plasmocitoma extra-ósseo
Doença de Deposição de Imunoglobulina Monoclonal * (MID)
Linfoma extra-ganglionar da zona marginal do tecido linfoide associado à mucosa (MALT)
Linfoma da zona marginal do gânglio
Linfoma pediátrico da zona marginal dos gânglios linfáticos
Linfoma folicular
Neoplasia folicular in situ
Linfoma folicular do tipo duodenal *
Linfoma folicular pediátrico* (PFL)

Linfoma de grandes células B com rearranjo IRF4*
Linfoma centrofolicular cutâneo primário
Linfoma de células do manto
Neoplasia in situ das células do manto * (MCN)
Linfoma difuso de grandes células B (DLBCL), sem outra especificidade (NOS)
tipo B do Centro Germinal *
tipo Activated B *
Linfoma de grandes células B, rico em linfócitos T/histiócitos
DLBCL primário do sistema nervoso central
DLBCL cutâneo primário, tipo perna
DLBCL EBV+, NOS *
EBV+* úlcera mucocutânea
DLBCL associado a inflamação crónica
Granulomatose linfomatóide
Linfoma primário do mediastino (tímico) de grandes células B
Linfoma intravascular de grandes células B
Linfoma de grandes células B ALK+
Linfoma plasmoblástico
Linfoma seroso
DLBCL HHV8+, sem outra especificidade*.
Linfoma de Burkitt
Linfoma tipo Burkitt com aberração 11q *
Linfoma B de alto grau, com rearranjo de MYC e BCL2 e/ou BCL6 *
Linfoma B de alto grau, NOS
Linfoma B não classificável, com caraterísticas intermédias entre o DLBCL e o linfoma de Hodgkin clássico

1.4 LINFOMAS DA ZONA MARGINAL

1.4.1 DEFINIÇÃO

Os MZL representam um grupo de linfomas em que as células são derivadas de linfócitos B normalmente presentes na zona marginal (MZ) dos folículos linfóides secundários [14]. Estas células estão anatomicamente localizadas em órgãos linfóides (baço e gânglios linfáticos) e órgãos não linfóides que podem ser separados em tecido linfoide da mucosa [MALT] e tecido linfoide não mucoso, como a pele, a órbita ou a dura-máter. Foram incluídos como uma entidade provisória nas classificações europeias e americanas revistas [15], e depois como uma entidade separada na classificação da Organização Mundial de Saúde [4]. O International Lymphoma Study Group identificou 3 subgrupos distintos de linfomas da zona marginal, consoante os seus locais de invasão [15] :

- LZME ou linfoma MALT,

- LZMS (com ou sem linfócitos),

- LZMG (com ou sem células monocitóides).

Estes linfomas podem apresentar-se numa forma disseminada desde o início. A transformação histológica num linfoma de grandes células pode ocorrer aquando do diagnóstico ou durante a evolução clínica. Apesar desta classificação, a relativa raridade destes linfomas e as dificuldades em distingui-los de outros linfomas de baixo grau, especialmente quando se encontram disseminados, constituem obstáculos à realização de análises epidemiológicas precisas e à descrição da sua evolução clínica.

A Figura 6 mostra as três entidades do linfoma da zona marginal.

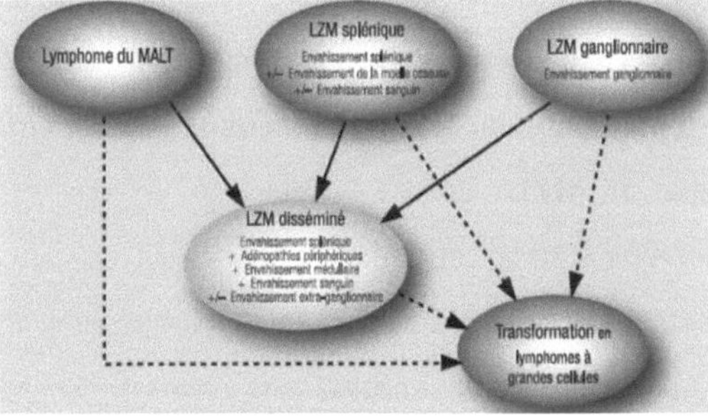

Figura 6: As três entidades do linfoma da zona marginal [15].

1.4.2 ORIGEM PÓS-GERMINATIVA DO LINFOMA DA ZONA MARGINAL

A origem do LNH da zona marginal é, portanto, um linfócito B de memória da zona marginal e, por definição, de origem pós-germinativa, como demonstrado pelo estudo de mutações somáticas nos genes da parte variável das cadeias pesadas (VH) das imunoglobulinas. No entanto, foi recentemente demonstrado que estes linfomas têm um perfil mutacional heterogéneo, com um terço dos casos com um perfil não mutado e dois terços com um perfil mutado [17]. Além disso, estes linfomas apresentam uma baixa frequência de mutações somáticas em determinados oncogenes (Bcl6, PAX5, PIM1, RHO-H). Isto confirma que a origem celular dos LZMs é distinta das células B dos GCs e sugere que as células de origem podem não ter passado pelo GC [17].

1.4.3 PAPEL DO RECEPTOR B E A ESTIMULAÇÃO ANTIGÉNICA CRÓNICA

A sobrevivência e a seleção dos linfócitos B dependem do seu BCR, mesmo na fase madura e quiescente. Este sinal de sobrevivência é emitido de forma autónoma ou secundária à ativação do antigénio (pré-BCR). No caso dos LNH, o sinal BCR também é necessário para a sobrevivência, como demonstrado pela ausência de variantes BCR-negativas nos linfomas e pelo facto de o recetor B nas células do linfoma continuar a sofrer hipermutação somática. Há cada vez mais provas de que os MZLs MALT, esplénicos ou dos gânglios linfáticos podem estar associados a uma estimulação antigénica crónica, quer endógena por auto-anticorpos, quer exógena por agentes patogénicos microbianos. Isto leva a uma acumulação de tecido linfoide nos locais típicos de invasão deste linfoma nas membranas mucosas, baço, nódulos linfáticos ou em órgãos que normalmente não contêm tecido linfoide. No caso da estimulação autoimune, várias doenças foram associadas ao risco de desenvolvimento de linfoma

MALT, como a tiroidite de Hashimoto, a adenite mioepitelial siálica com ou sem síndrome de Gougerot Sjogren ou a doença pulmonar intersticial linfoide. Com base em estudos epidemiológicos, investigações moleculares e abordagens terapêuticas eficazes, cinco agentes patogénicos microbianos foram agora identificados como estando ligados ao linfoma da zona marginal. O Helicobacter pylori é o mais bem caracterizado e tem sido associado ao linfoma MALT gástrico [18]. As infecções mais bem descritas até à data são a infeção pelo vírus da hepatite C e a infeção por Helicobacter pylori. No caso de LZMS com linfócitos mais ou menos vilosos, foi demonstrada uma ligação clara com o HCV [19]. Pensa-se que a glicoproteína E2 do VHC interage com o CD81 dos linfócitos B e é responsável pela ativação dos linfócitos B através da sinalização BCR, contribuindo assim para a sua linfomagénese. A redução da linfoproliferação com o tratamento antiviral apoia o papel desta estimulação antigénica crónica na fisiopatologia da MZL associada ao VHC [20].

A Figura 7 ilustra os linfomas da zona marginal associados à estimulação antigénica crónica.

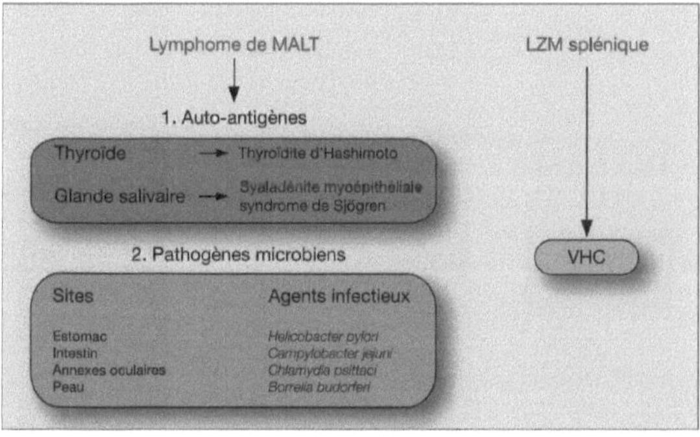

Figura 7: Linfomas da zona marginal associados à estimulação antigénica crónica [20].

1.5 LINFOMA DA ZONA MARGINAL DOS GÂNGLIOS LINFÁTICOS (LZMG)

O LMG é um LNH de pequenas células que tem origem no gânglio linfático, com um aspeto histológico e imuno-histoquímico que se assemelha a uma localização linfática de LMG do tipo MALT ou LMSS, sem evidência de um linfoma primário fora do gânglio linfático ou do baço [4].

1.5.1 EPIDEMIOLOGIA DO LZMG

O LZMG é um linfoma indolente relativamente raro, representando 1-2% de todas as neoplasias linfóides e aproximadamente 10% de todos os LZMs [4, 21]. A idade média aquando do diagnóstico é de 55-60 anos [4, 21]. A incidência de LZMG é semelhante em homens e mulheres [4, 21]. Também pode ser diagnosticado em crianças, onde apresenta caraterísticas clínicas e morfológicas distintas com excelente prognóstico [4, 22]. Na classificação da OMS de 2016 para os tumores dos tecidos hematológicos e linfóides, o "LZMG pediátrico" é descrito como uma variante distinta [4].

1.5.2 HISTÓRIA DO LZMG

Inicialmente designado linfoma monocitóide B linfonodal por Sheibani et al. em 1986 [26], Cousar et al. referiram-se a ele como linfoma parafolicular em 1987 devido ao aspeto morfológico da infiltração [27]. Em 1988, Piris et al. fizeram a ligação com o compartimento da zona marginal [28], o que levou à sua inclusão na classificação de Kiel em 1990. A classificação da OMS de 2001 apresenta-o como uma entidade provisória [29] e, em 2008, a mesma classificação identifica-o definitivamente como um dos três MZLs [30]. Este é o LZM menos bem descrito.

1.5.3 ASPECTOS CLÍNICOS E PARACLÍNICOS DA LZMG

A maioria dos doentes apresenta doença disseminada envolvendo gânglios linfáticos periféricos (frequentemente inguinais e cervicais) e profundos (mais frequentemente abdominais e torácicos). Embora o envolvimento da medula espinal seja menos comum do que na LME, é mais frequentemente descrito em metade dos casos, com variações que vão de 15 a 62% dos casos [31, 32]. Os sinais clínicos como astenia, febre, perda de peso e anorexia são raros. Do ponto de vista biológico, as citopenias são raras. A elevação da β2 microglobulina ocorre num terço dos doentes. A presença de crioglobulina está associada à infeção pelo VHC. Ao contrário de outros linfomas da zona marginal e para além da anemia hemolítica autoimune, não foram descritas manifestações auto-imunes neste linfoma [33].

1.5.4 MÉTODOS DE DIAGNÓSTICO ANATOMOPATOLÓGICO

➢ Estudo citológico

Em caso de suspeita clínica de linfoma dos gânglios linfáticos, é efectuada uma amostragem citológica por aspiração com agulha fina de uma adenopatia para detetar o linfoma. Se a citologia for favorável ao diagnóstico, segue-se um estudo histológico com imunohistoquímica para confirmar o linfoma e especificar as suas caraterísticas [5, 6].

➢ Estudo histopatológico

O diagnóstico pode ser efectuado por biópsia transcutânea com agulha. Este tipo de amostragem é preferido para linfomas de difícil acesso [8]. Nas linfadenopatias superficiais ou acessíveis à cirurgia, é preferível a excisão completa do gânglio linfático [8]. Sempre que possível, é preferível remover o maior gânglio linfático, fora dos gânglios axilares, inguinais ou retro-crurais, que são frequentemente reorganizados [34]. A amostra deve ser enviada intacta o mais rapidamente possível.

> **Estudo imunohistoquímico**

A IHC desempenha um papel vital no diagnóstico e na classificação adequada dos linfomas. Pode também ter valor prognóstico [3, 8]. Esta técnica é utilizada para procurar a expressão de antigénios de superfície ou intracelulares utilizando anticorpos marcados dirigidos contra esses antigénios [35].

> **Métodos citogenéticos e moleculares**

A citogenética clássica, que analisa o aspeto morfológico dos cromossomas em células metafásicas, é atualmente complementada por técnicas de biologia molecular, que estão a desempenhar um papel cada vez mais importante no diagnóstico do linfoma dos gânglios linfáticos. As duas principais técnicas utilizadas são a FISH e a PCR [29, 35].

1.6   ASPECTOS MORFOLÓGICOS, CITOGENÉTICOS E MOLECULARES DO LZMG

1.6.1 ASPECTOS MORFOLÓGICOS DA LZMG

Histologicamente, o LZMG apresenta uma grande variabilidade arquitetónica e citológica. Com uma ampliação reduzida, podem ser observados vários padrões arquitectónicos. A proliferação de linfócitos pode ser difusa, interfolicular, perifolicular ou nodular. Os sinais de colonização dos centros germinais podem ser enganadores, particularmente em casos que foram diagnosticados como linfoma de grandes células [4, 36, 37]. Em alguns casos, um folículo "esplénico" com crescimento centrífugo a partir da zona marginal de folículos com manto reduzido e CGs residuais. Numa ampliação maior, as células LZMG apresentam uma morfologia heterogénea, variando entre células semelhantes a centrócitos, células monocitóides e células plasmocitóides, com um número variável de centroblastos e imunoblastos intercalados. As células monocitóides têm um núcleo central com cromatina condensada e nucléolos indistintos, rodeado por citoplasma claro e pálido. As células, que por vezes se assemelham aos centrócitos do centro germinal, têm núcleos com membranas nucleares ligeiramente irregulares e uma estrutura de cromatina mais grosseira. As células linfoplasmocíticas são visíveis e têm algumas das caraterísticas dos plasmócitos. São mais pequenas do que os plasmócitos típicos, têm um citoplasma menos basófilo e uma estrutura de cromatina mais fina. Nos casos raros em que predominam as células monocitóides, deve considerar-se o envolvimento secundário dos gânglios linfáticos por um linfoma do tipo MALT. Também foi registada uma variante floral. Esta variante caracteriza-se por uma proliferação de células de tamanho médio na zona marginal que rodeia os GC aumentados, com uma zona de manto espesso e irregular que por vezes se estende para o interior do GC, semelhante aos GC progressivamente transformados.A infiltração da medula óssea só foi descrita num pequeno número de casos, com uma arquitetura nodular e paratrabecular na maioria dos casos, raramente difusa. O impacto da percentagem de células grandes no prognóstico e a linha divisória entre o linfoma difuso de grandes células B e o DLBCL permanecem pouco claros. Alguns autores diagnosticaram a transformação se forem visíveis mais de 20% de células grandes. No entanto, este fenómeno é bastante raro[38, 39, 40].

A Figura 8 ilustra o aspeto histológico da arquitetura difusa do linfoma da zona marginal do gânglio linfático.

Proliferação linfocítica de arquitetura difusa com apagamento da arquitetura linfonodal.

Figura 8: Linfoma da zona marginal de arquitetura difusa (HE, G40) [38].

A Figura 9 ilustra o aspeto histológico do linfoma da zona marginal do gânglio linfático folicular.

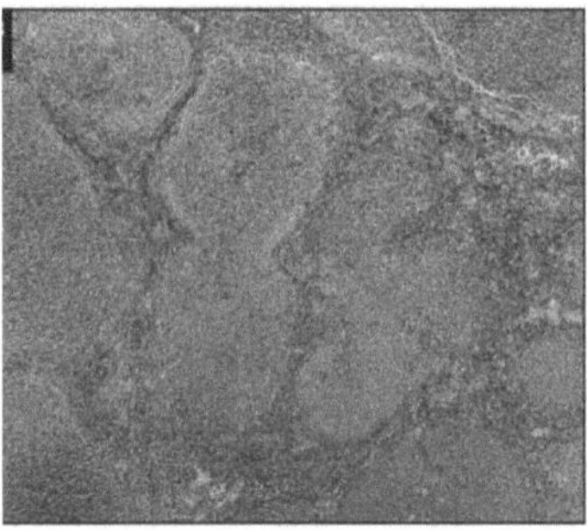

Proli arhitrcture nodular/folicular caracterizada por nódulos bem definidos e bem demarcados com áreas inter foliculares não

Figura 9: Linfoma folicular da zona marginal (HE, G40) [38].

A figura 10 ilustra o aspeto histológico do linfoma da zona marginal ganglionar da arquitetura perifolicular.

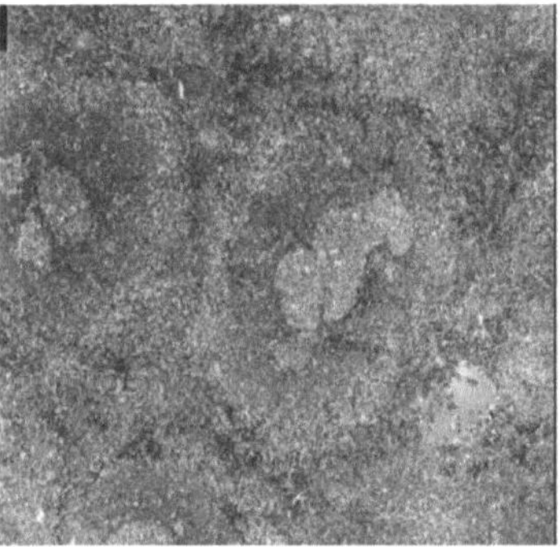

Proliferação linfocítica perifolicular, caracterizada por uma distribuição anular de linfócitos tumorais à volta de folículos secundários normais não infiltrados por células de linfoma.

Figura 10: Linfoma da zona marginal perifolicular (HE, G40) [38].

A Figura 11 mostra o aspeto histológico do linfoma da zona marginal dos gânglios linfáticos com um aspeto plasmocitóide.

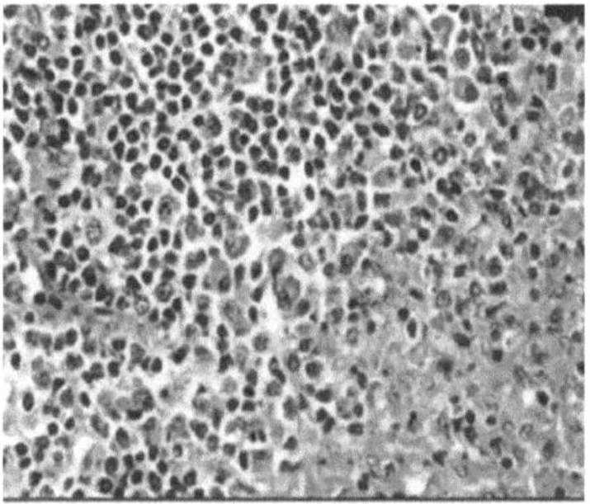

Células tumorais células plasmáticas dispersas, citoplasma abundante abundante eosinofílico, frequentemente nucleado e com algumas figuras mitóticas. clarificado Presença

Figura 11: Linfoma da zona marginal com um aspeto plasmocitóide (HE, G100) [38].

O aspeto histológico do linfoma da zona marginal dos gânglios linfáticos com um aspeto monocitóide é apresentado na Figura 12.

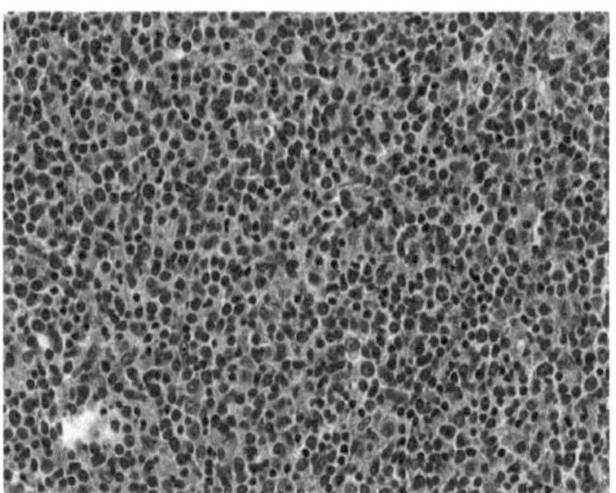

Proliferação linfocitária constituída por pequenos linfócitos tumorais com citoplasma basófilo e núcleos hipercromáticos irregulares.

Figura 12: Linfoma da zona marginal com aspeto monocitóide (HE,200) [40].

A Figura 13 mostra o aspeto histológico do linfoma da zona marginal do gânglio linfático em grande ampliação.

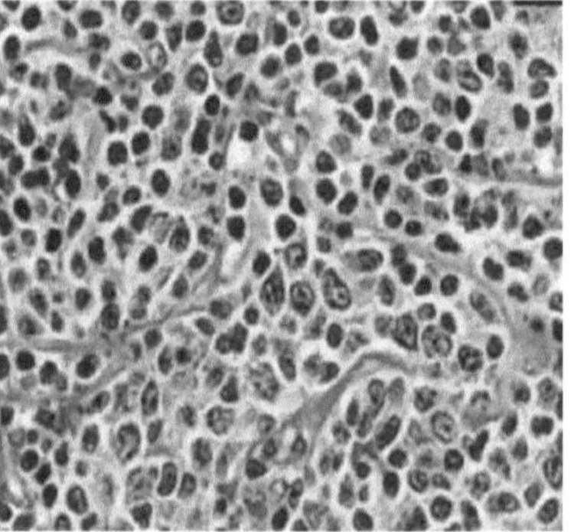

Células linfomatosas pequenas a médias com citoplasma eosinofílico esparso (monocitóide eosinofílico), núcleos nucleados, estroma esparso e esclerótico

Figura 13: Linfoma da zona marginal do gânglio linfático observado em grande ampliação (HE, G400) [38].

A Figura 14 mostra o linfoma da zona marginal do gânglio linfático em grande ampliação.

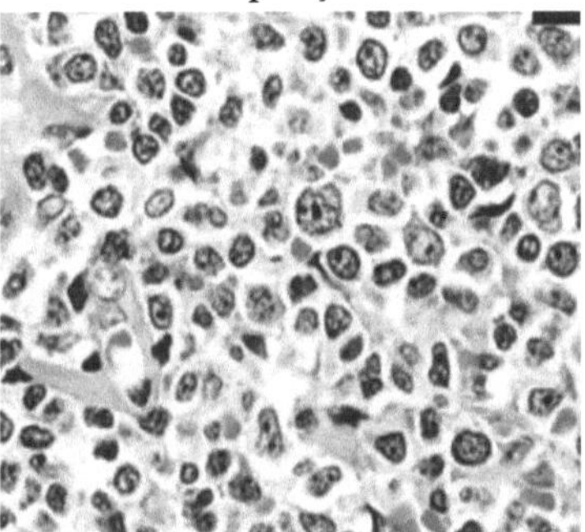

Células tumorais médias a grandes com citoplasma moderadamente abundantemoderadamente abundante, núcleos irregulares com cromatina frequentemente condensada, frequentemente com pó fino e nucleolados

Figura 14: Linfoma da zona marginal do gânglio linfático observado em grande ampliação (HE, G400) [38].

1.6.2 ASPECTOS IMUNOHISTOQUÍMICOS DO LZMG

Não existe um marcador específico para este linfoma, pelo que o seu diagnóstico é de eliminação e requer uma integração rigorosa de elementos clínicos, morfológicos, imunohistoquímicos e moleculares. As células tumorais expressam marcadores pan-linfocíticos B: CD20, CD79a, Oct2, BOB1 e PAX5, embora a expressão de CD20 possa estar reduzida em casos de forte diferenciação de células plasmáticas. As células tumorais também expressam Bcl2 e CD43 em 20-75% dos casos. No caso de diferenciação de células plasmáticas, as células plasmáticas são positivas para os marcadores MUM1. No LZMG pediátrico: os marcadores CD20, CD43 e Bcl2 são positivos em 50% dos casos [38, 39, 40].

A figura 15 mostra a microscopia da LZMG após a imunomarcação com anti-CD20.

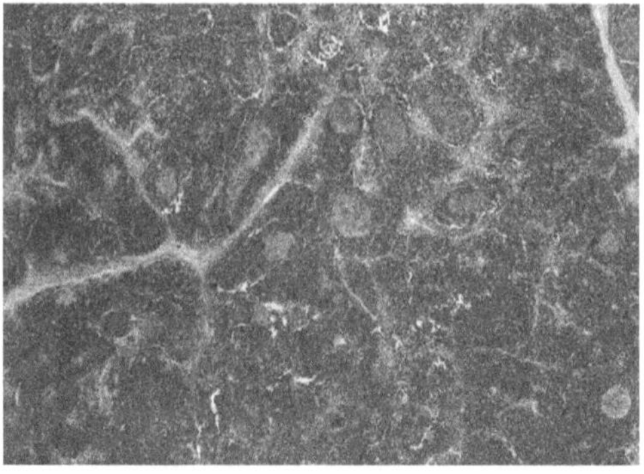

Marcação citoplasmática intensa e difusa das células linfomatosas por anti-CD20 Ac.

Figura 15: Coloração imunitária de LZMG com anti-CD20 Ac, G40 [40].

A figura 16 mostra a imagem microscópica de LZMG após imunomarcação para Bcl2.

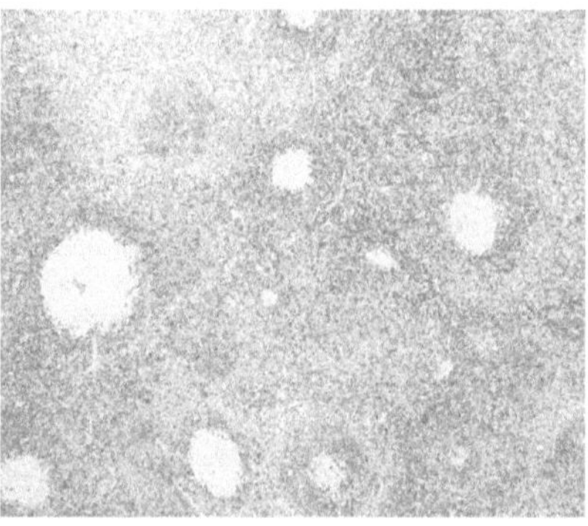

Marcação citoplasmática difusa e intensa das células do linfoma por Ac anti-Bcl2. Os centros germinais são negativos.

Figura 16: Coloração imunitária de LZMG com anti-Bcl2 Ac, G40 [40].

A Figura 17 mostra o aspeto microscópico da LZMG após a coloração com PAX5.

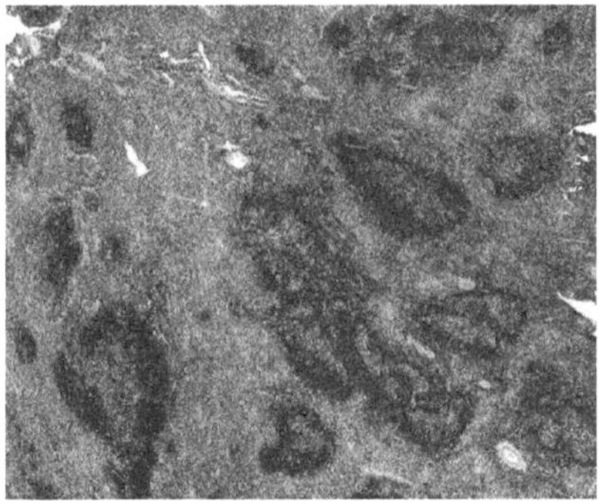

Expressão nuclear de PAX5 por células de tumores foliculares e inters foliculares.

Figura 17: Imunomarcação de LZMG com PAX5, G40 [40].

1.6.3 DADOS CITOGENÉTICOS E MOLECULARES SOBRE O LZMG

Em termos de citogenética, foram identificadas numerosas anomalias cromossómicas. Estas podem ser detectadas por cariotipagem convencional após cultura de células tumorais ou por análise cromossómica utilizando um microarray de ADN (ACPA) após extração de ADN. São frequentemente registados ganhos cromossómicos de 1q, 2p, 3p, 3q, 6p e 6q [6]. Foram descritas perdas dos cromossomas 1q e 6q, bem como trissomias 3, 12 e 18. As monossomias 9, 13 e 14 são mais raras. No entanto, estas anomalias não são específicas da LZMG [41]. Na LZMG, foram observadas mutações na via de sinalização do NFκB, incluindo CARD11 (~7%), MYD88 (5-13%) e IKBKB (~7%) e na via do TNFAIP3 (A20) (7-13%), BIRC3 (API2) (~6%) e TRAF3 (~5%). Estas mutações são mutuamente exclusivas. A mutação L265P no gene

MYD88 está descrita numa pequena proporção de casos (6-9%). Enquanto as mutações no NOTCH 2 e no KLF2 são mais específicas da LZMS, as mutações no TNFAIP3 e no TRAF3 são mais comuns na LZMG [42, 43].

1.7 AVALIAÇÃO DA EXTENSÃO LZMG

A extensão do trabalho a realizar para o MZL esplénico e linfonodal é idêntica à recomendada para os linfomas malignos de outros órgãos, com as seguintes investigações:

- uma tomografia computadorizada torácica-abdominal-pélvica, com uma PET scan opcional,

- um hemograma, um mielograma e uma biopsia da medula óssea,
- um exame biológico, incluindo os níveis de LDH,

- serologias para a hepatite B, C e VIH,

- um teste de autoimunidade para procurar o fator reumatoide e a crioglobulina, especialmente se a serologia da hepatite C for positiva [43].

1.8 ESTRATÉGIAS TERAPÊUTICAS

O tratamento da LZM não está normalizado. Existem poucas séries na literatura sobre o tratamento da LZMG. As diretrizes aqui propostas para os doentes atendidos nos cuidados primários baseiam-se nas publicações mais recentes. A monitorização isolada parece ser a conduta adequada para os doentes assintomáticos com uma pequena massa tumoral.

1.8.1 TRATAMENTO DE LZMG LOCALIZADO

Tal como no linfoma folicular, os doentes com formas localizadas podem ser curados com 24 Gy de radioterapia.

1.8.2 TRATAMENTO DO LZMG DISSEMINADO

• Os doentes assintomáticos que não apresentam qualquer critério para uma síndrome tumoral, tal como definido pelo GELF, são regularmente monitorizados sem tratamento.

• Os doentes sintomáticos sem síndroma tumoral beneficiam de monoterapia à base de clorambucil, idealmente combinada com rituximab [44].

• Os doentes com um destes critérios devem beneficiar de uma imunoquimioterapia à base de rituximab, como a "R-CVP" (rituximab, ciclofosfamida, vincristina e prednisona), eventualmente combinada com uma antraciclina ("R-CHOP") se existirem factores de mau prognóstico. A bendamustina, em combinação com o rituximab, é um medicamento muito interessante nesta indicação [45, 46].

• A imunoterapia ajuda a reforçar ou a restaurar a capacidade do sistema imunitário para combater o cancro. O interferão-alfa pode ser administrado isoladamente ou em combinação com um medicamento chamado ribavirina, que é utilizado para tratar infecções virais como o VHC [47, 48].

A Figura 18 mostra o regime de tratamento para LZMG.

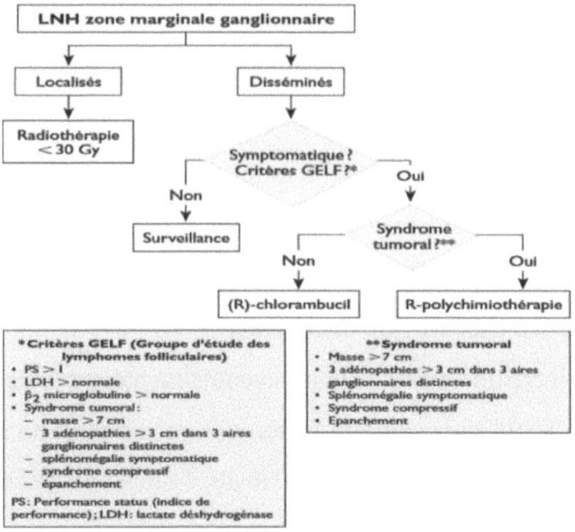

Figura 18: Regime de tratamento com LZMG [51].

1.9 EVOLUÇÃO, FACTORES DE PROGNÓSTICO E SEGUIMENTO

A evolução destes doentes com LZMG é idêntica à dos doentes com LZMS. A sobrevivência estimada de 5 anos para estes doentes situa-se entre 50 e 70% [51]. O curso do LNH é dividido em quatro estádios conhecidos como estadiamento Ann Arbor: os estádios I e II são localizados, enquanto os estádios III e IV são considerados extensos ou disseminados.

As caraterísticas de cada fase são apresentadas no quadro II [51].

Tabela II: Estadiamento Ann Arbor do LNH [51].

I IE	1 seul groupe ganglionnaire IE : 1 seul territoire extra ganglionnaire de contiguïté
II IIE	Plusieurs groupes ganglionnaires du même côté du diaphragme IIE : II + 1 territoire extra ganglionnaire de contiguïté
III	Plusieurs groupes ganglionnaires des 2 côtés du diaphragme
IV	Atteinte viscérale

A massa tumoral é avaliada de acordo com os critérios do GELF (Grupo de Estudo do Linfoma Folicular), que validou os seguintes critérios [51] :

- Uma massa tumoral > 7 cm.

- A presença de 3 adenopatias com mais de 3 cm.

- A existência de sintomas gerais.

- Níveis séricos elevados de LDH ou ß2-microglobulina.

- A presença de esplenomegalia.

- A presença de compressão ou derrame.

Entre os factores de prognóstico citados na literatura [52] estão a idade superior a 60 anos, um nível anormal de LDH e um mau estado geral. Tal como no caso dos doentes com MZL do tipo MALT, após o tratamento, os doentes são monitorizados clínica e biologicamente numa base trimestral durante dois anos, depois semestralmente durante três anos e depois anualmente. Os exames imagiológicos só são prescritos para os doentes com sintomas ou sinais clínicos sugestivos de progressão.

1.10 DIAGNÓSTICO DIFERENCIAL DE LZMG

Devem ser discutidos vários diagnósticos: todos os linfomas de pequenas células, mas mais particularmente o linfoma folicular e o linfoma de células do manto, e sobretudo o linfoma linfoplasmocítico, com o qual existem áreas limítrofes [37]. A confusão com o linfoma linfoplasmocitário não tem consequências negativas para o tratamento.

2 O NOSSO ESTUDO

2.1 OBJECTIVOS

2.1.1 OBJECTIVO GERAL

Estudar os aspectos morfológicos e imunohistoquímicos dos linfomas da zona marginal dos gânglios linfáticos, a partir de um caso encontrado no serviço de anatomia patológica e de citologia do hospital regional de Fada N'Gourma.

2.1.2 OBJECTIVOS ESPECÍFICOS

1- Estudar a abordagem diagnóstica clínica e paraclínica do linfoma da zona marginal dos gânglios linfáticos.

2- Estudar a abordagem diagnóstica histológica e imunohistoquímica do linfoma da zona marginal dos gânglios linfáticos.

3- Estabelecer a estratégia terapêutica para o linfoma da zona marginal dos gânglios linfáticos.

2.2 OBSERVAÇÃO DE CASOS

Paciente de 52 anos com hepatite viral crónica B desde 2018 em tratamento com Tenofovir 300mg comprimido cuja última carga viral do VHB em agosto de 2023 foi indetetável. Os sintomas começaram há 9 meses (maio de 2023) com o aparecimento de uma massa laterocervical esquerda com pouca dor. Com o aumento progressivo da massa e a intensificação das dores, o paciente consultou o serviço de medicina interna do Hospital Regional de Fada N'Gourma em outubro de 2023, onde já estava a ser tratado da infeção pelo VHB. Aquando da sua admissão, o doente encontrava-se em bom estado geral, com um índice de desempenho da OMS de grau 1, com sinais vitais normais (pressão arterial sistólica 130 mmHg, diastólica 80 mmHg, pulso 104 batimentos por minuto, temperatura 36,7°Celsius). O exame da região cervical revelou adenopatia laterocervical esquerda. Estas adenopatias eram superficiais, firmes, dolorosas, não pulsáteis à palpação e móveis em relação aos planos profundo e superficial; a pele oposta era sã. O doente foi medicado com analgésicos e anti-inflamatórios e foi efectuada uma avaliação das adenopatias. As análises sanguíneas incluíram um teste de desidrogenase láctica (LDH), que se revelou acima do normal (391,3 UI/L), e um teste de Beta-2-microglobulina, que também se revelou acima do normal (2,92mg/L). A tomografia computorizada cérvico-torácico-abdomino-pélvica com injeção de contraste revelou quatro (04) adenomegalias latero-cervicais esquerdas com 18mm, 15mm, 14mm e 9mm; órgãos intra-abdominais e pélvicos sólidos sem anomalias; ausência de derrame líquido; e ausência de adenomegalias mediastínicas, supra-claviculares ou intra-abdominais.

A Figura 19 mostra uma TAC cervical do nosso doente.

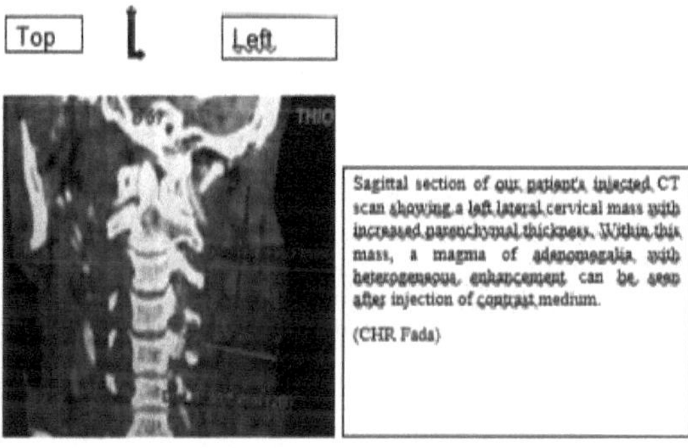

Figura 19: TAC cervical, secção sagital.

Perante esta dificuldade diagnóstica, o doente foi encaminhado para o serviço de cirurgia geral, onde foram retirados os gânglios linfáticos patológicos. A amostra foi enviada para o serviço de anatomia patológica e citologia do hospital regional de Fada N'Gourma onde, após exame histológico associado a imunohistoquímica, foi feito o diagnóstico definitivo de linfoma da zona marginal dos gânglios linfáticos.

2.3 EXAME ANATOMOPATOLÓGICO

2.3.1 MÉTODO DE ESTUDO

A amostra foi imediatamente imersa em formalina tamponada a 10% na sala de operações antes de ser transportada para o laboratório. O recipiente era suficientemente grande e o volume de formalina era suficiente - pelo menos 10% do volume da amostra. Esta fixação permitiu a conservação morfológica das estruturas dos tecidos e das células. A amostra era acompanhada de um formulário de pedido de exame preenchido. No laboratório, a amostra foi registada e foi marcada uma consulta para uma quinzena para recolher o resultado da patologia. Os fragmentos foram medidos durante a macroscopia. Os fragmentos não foram orientados; foram descritos nos seus diferentes aspectos e foi efectuada uma inclusão total. A peça foi então submetida a uma fase dita de circulação, que corresponde à desidratação, ao desbaste e à impregnação dos tecidos em parafina. A inclusão consistiu na confeção de um bloco de parafina, orientando adequadamente o fragmento na direção da secção. O bloco de parafina foi cortado com uma espessura de 4 micrómetros utilizando um micrótomo. Esta espessura permite que os raios de luz do microscópio passem através da amostra e evita a sobreposição de células. As secções foram espalhadas numa lâmina e, em seguida, coradas utilizando a técnica padrão que combina uma coloração nuclear (hemateína) e uma coloração citoplasmática (eosina), vulgarmente conhecida como H.E.O exame microscópico foi efectuado após a montagem da preparação numa lâmina colada com uma cola especial chamada Eukit (isto permite que as lâminas sejam preservadas posteriormente, evitando a oxidação dos corantes e a destruição das camadas de tecido).

A doente foi submetida a um exame imuno-histoquímico: trata-se de um método de localização de proteínas nas células de uma secção de tecido, através da deteção de antigénios por meio de anticorpos. O sistema de revelação baseia-se na reação enzimática entre a peroxidase, acoplada ao polímero de dextrano, e o cromogénio diaminobenzina (DAB) (Dako). O sistema de revelação baseava-se na reação enzimática entre a peroxidase, acoplada ao polímero de dextrano, e o cromogénio diaminobenzina (DAB) (Dako). Os marcadores utilizados foram CD20, Bcl2, CD5, CD10, CD23, Bcl1 e Ki67. Os resultados esperados foram a marcação positiva para os anticorpos CD20, Bcl2 e Ki67 e a ausência de marcação para os anticorpos CD5, CD23, CD10 e Bcl1.

2.3.2 EXAME MACROSCÓPICO

Quatro (04) fragmentos pesando um total de 4 gramas foram recebidos em formalina tamponada a 10%. O fragmento maior tinha 12 mm de comprimento, 8 mm de largura e 5 mm de espessura. O fragmento mais pequeno media 7 mm de eixo longo. O seu aspeto era fibroso, de cor negra, e a sua consistência era firme e elástica. Ao serem seccionados, os fragmentos não apresentavam remodelações.

2.3.3 EXAME MICROSCÓPICO

➤ Histologia padrão

Após o exame macroscópico, a amostra foi circulada segundo a técnica habitual. O bloco de parafina obtido foi desbastado e cortado com um micrótomo para obter fitas finas que foram espalhadas numa lâmina. Foi efectuada a coloração manual habitual, combinando um corante nuclear (hemateína) e um corante citoplasmático (eosina), denominada HE. Após esta fase, o exame microscópico revelou uma proliferação tumoral de arquitetura difusa, obliterando completamente a arquitetura normal do gânglio linfático. Os linfócitos tumorais eram pequenos, com citoplasma eosinofílico esparso. Os núcleos são irregulares, hipercromáticos, frequentemente clarificados com um pequeno nucléolo. As atipias nucleares eram marcadas. As figuras mitóticas eram raras e não se observava necrose.

A Figura 20 mostra o aspeto histológico do LZMG em baixa ampliação.

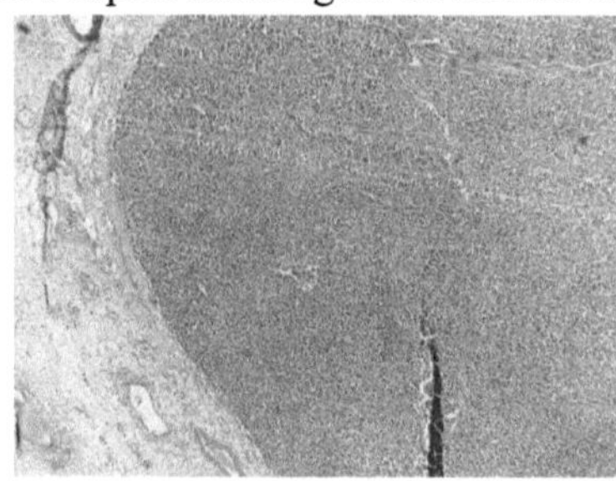

Observa-se uma proliferação de arquitecturas difusas que apagam as
Figura 20: Linfoma da zona marginal do gânglio linfático (HE, G40)
(Laboratório de Anatomia e Citologia Patológica do Centro Hospitalar Regional da Fada).

A Figura 21 mostra o aspeto histológico do LZMG numa ampliação intermédia.

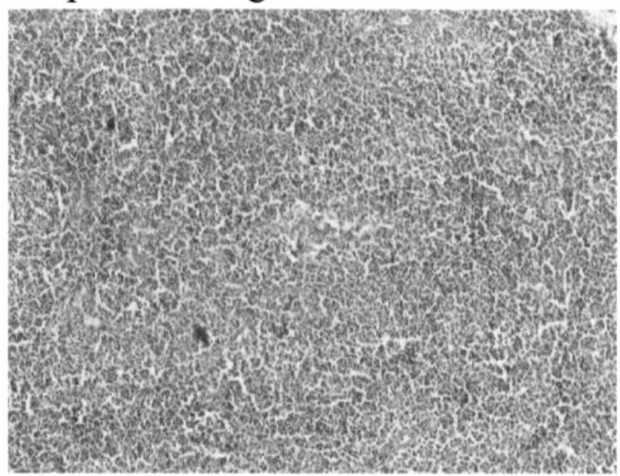

Tumor de células linfocíticas de pequenas dimensões

Figura 21: Linfoma da zona marginal do gânglio linfático (HE, G100)
(Laboratório de Anatomia e Citologia Patológica do Centro Hospitalar Regional da Fada).

A Figura 22 mostra o aspeto histológico do LZMG em grande ampliação.

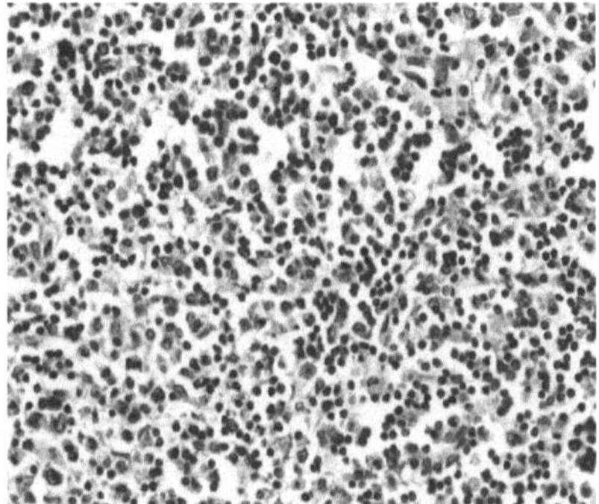

Pequenas células linfomatosas com citoplasma esparso e núcleos irregulares, hipercromáticos, clarificados e pequenos com nucléolos.

Figura 22: Linfoma da zona marginal do gânglio linfático (HE, G400) (Laboratório de Anatomia e Citologia Patológica do Centro Hospitalar Regional da Fada).

➢ Imunohistoquímica

Em seguida, a marcação imunohistoquímica foi efectuada no laboratório de morfologia e organogénese da escola de doutoramento em ciências e saúde da Universidade Joseph KI-ZERBO de Ouagadougou.

Esta marcação é obtida através de uma técnica manual que funciona da seguinte forma:

- Desparafinizar e re-hidratar secções de tecido em lâminas;

- Lavar com água destilada durante 1 minuto e depois 1 x 2 minutos;

- Destampar a panela de pressão a 98°C (PH. 6 ou 8) durante 10 minutos;

- Retirar as lâminas e deixá-las arrefecer à temperatura ambiente (RT) durante cerca de 45 minutos;

- Enxaguar durante 1 minuto e depois 1 x 2 minutos;

- Bloquear as peroxidases endógenas com o kit "Peroxide Block for image Analysis (ADA)" durante 10-15 minutos;

- Lavar com tampão PBS (diluído até) 1X1 min e depois 1X2 min;

- Neutralizar o ruído de fundo não específico (BDF) "Super Block ref (AAA)" no "Kit Ultra Tek HRP Anti polyvalent Lab Pak 12 ref: UHP125"5mn,

NB: não ultrapassar os 10 minutos;

- Lavar com tampão PBS durante 1 x 1 min e depois 1 x 2 min;

- Aplicar o anticorpo primário (Ac) nas lâminas (Ac: diluições escolhidas por referência ao fornecedor) durante 30 minutos;

- Lavar com tampão PBS 1 x 1 min e depois 1 x 5 min;

- Amplificar Ac primário com " Ultra Tek Anti-Polyvalent (ABN) " Kit " Ultra Tek HRP Anti polyvalent Lab Pak 12 ref : UHP125 "10mn ;

- Lavar com tampão PBS 1 x 1 min e depois 1 x 2 min;

- Aplicar "Ultra Tek HRP (ABL)" (o Ac primário é localizado por um Ac secundário universal (Ac poli e monoclonal) conjugado com um polímero marcado com 1 enzima, Kit "Ultra Tek HRP Anti polyvalent Lab Pak 12 ref: UHP125" 10mm;

- Lavar com tampão PBS 1 x 1 min, depois 1 x 2 min e água destilada 1 x 1 min;

- Revelar o complexo Ag/Ac com Diaminobenzidina (DAB) " Quanto Chromogen ref : TA 060QHDX " DAB Quanto Sustrat 1ml + 1 gota de DAB (proteger da luz) 5mn ;

- Enxaguar com água destilada durante 1 minuto;

- Aplicar DAB uma segunda vez durante 5 minutos;

- Lavar com tampão PBS 1 x 1 min e depois 1 x 2 min;

- Corar com hematoxilina durante 1 minuto;

- Enxaguar com água destilada durante 1 minuto e depois 1 x 2 minutos;

- Imergir as lâminas em xileno ;

- Montagem entre lâmina e lamela (EUKITT) ;

Obtivemos os seguintes resultados para :

CD20: marcação positiva intensa e difusa do citoplasma das células tumorais.

Bcl2: marcação difusa, de intensidade média, do citoplasma e da membrana nuclear, afectando cerca de 50% das células tumorais.

CD5: ausência de marcação de células tumorais.

CD3: sem marcação de células tumorais.

Bcl1 ou ciclina D1: sem marcação das células tumorais.

CD10: sem marcação de células tumorais.

CD23: sem marcação de células tumorais.

Ki67: marcação nuclear de alta intensidade que afecta cerca de 30% das células tumorais.

Os marcadores CD19, CD43, CD79a e PAX5 também solicitados não foram imunomarcados por não estarem disponíveis.

A Figura 23 mostra o aspeto microscópico do LZMG após a coloração imunitária com Ac anti-CD20.

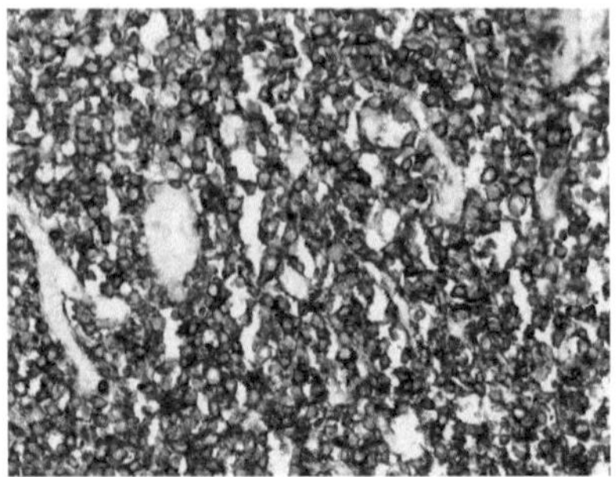

Marcação de células tumorais de membrana com o Ac anti-CD20.

Figura 23: Imunomarcação de LZMG com anti-CD20 Ac, G400 (Laboratório de morfologia e organogénese da escola de doutoramento em ciências e saúde da Universidade Joseph KI-ZERBO, Ouagadougou).

A Figura 24 mostra o aspeto microscópico do LZMG após a coloração imunológica para Bcl2.

Marcação citoplasmática e nuclear moderada e difusa de Bcl2 em quase 50% das células tumorais.

Figura 24: Imunomarcação da LZMG com Bcl2, G40 (Laboratório de morfologia e organogénese, Escola de doutoramento em ciências e saúde, Universidade Joseph KI-ZERBO, Ouagadougou).

A Figura 25 mostra o aspeto microscópico do LZMG após a coloração imunológica com Ki67.

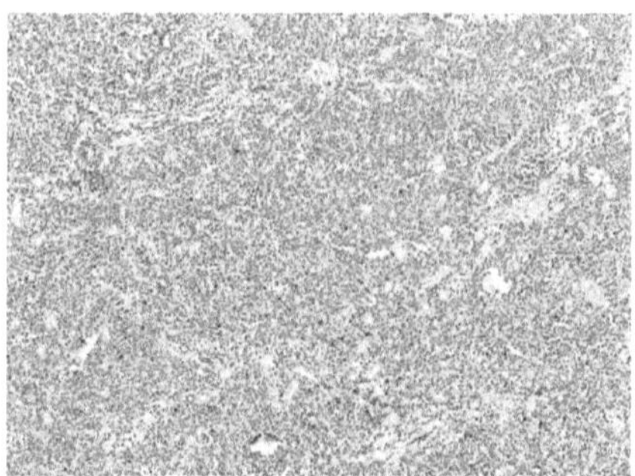

Figura 25: Imunomarcação do LZMG com Ki67, G40: marcação nuclear intensa que afecta cerca de 30% das células tumorais. (Laboratório de morfologia e organogénese da escola de doutoramento em ciências e saúde da Universidade Joseph KI-ZERBO de Ouagadougou).

Este procedimento anatomopatológico levou à conclusão de linfoma da zona marginal do gânglio linfático. O doente foi internado para quimioterapia e o resultado foi favorável, com redução da massa laterocervical esquerda e desaparecimento completo da dor.

3. COMENTÁRIOS

O linfoma da zona marginal do gânglio é um tipo raro de linfoma não-Hodgkin (LNH) de células B que progride lentamente (indolente). A idade média ao diagnóstico situa-se entre os 55 e os 60 anos, sem predominância de género [4, 21, 41]. Relatamos o caso de um homem adulto de 51 anos. Nos estudos de Mohamed Salama [38] e Sung Yong [53], numa coorte de 51 e 36 doentes, respetivamente, com idades compreendidas entre os 13 e os 78 e os 14 e os 65 anos, a idade mediana ao diagnóstico foi de 55 e 60 anos. Alguns estudos deduziram que o LZMG, embora comum em adultos, também pode ser diagnosticado em crianças, onde tem caraterísticas clínicas e morfológicas distintas com um excelente prognóstico [23, 24]. Na classificação da OMS de 2016 para os tumores dos tecidos hematológicos e linfóides, o "LZMG pediátrico" é descrito como uma variante distinta [4].

Histologicamente, o LZMG pediátrico apresenta caraterísticas morfológicas e imunofenotípicas comparáveis ao LZMG do adulto. No entanto, distingue-se pelo seu excelente prognóstico e por certas caraterísticas como a infiltração de folículos linfóides hiperplásicos por células linfomatosas, que assumem o aspeto de folículos em transformação progressiva. Nas crianças, há um predomínio do sexo masculino e a maioria dos casos são assintomáticos com doença localizada (estádio I), uma baixa taxa de recidiva e um excelente resultado [23, 24].

Na grande maioria dos casos, a origem exacta do linfoma não Hodgkin permanece desconhecida. É geralmente aceite que o aparecimento do linfoma não Hodgkin está mais frequentemente ligado a uma combinação de factores de risco comportamentais, ambientais e genéticos. Como todos os cancros, os linfomas não-Hodgkin não são doenças contagiosas. O LZMG parece desenvolver-se num contexto de inflamação crónica, por vezes associada a uma infeção (hepatite B ou C, VIH e, em menor grau, vírus de Epstein-Barr ou citomegalovírus) ou a uma doença autoimune (lúpus eritematoso sistémico, doença de Sjögren, artrite reumatoide). No entanto, existem muito poucas provas para estabelecer uma relação causal [32, 43, 49]. No nosso caso, o doente tinha antecedentes de hepatite viral B. No nosso caso, o LZMG foi descoberto sob a forma de uma tumefação dolorosa no lado póstero-cervical esquerdo, progredindo lentamente e aumentando gradualmente de tamanho. O estado geral do doente estava preservado e os sinais vitais eram normais. A LZMG afecta principalmente os gânglios linfáticos periféricos e apresenta-se frequentemente como adenopatia periférica assintomática isolada ou poliadenopatia com envolvimento preferencial dos gânglios linfáticos da cabeça e do pescoço.

A região cervical é o local mais frequentemente afetado. É possível uma extensão extra-ganglionar aquando do diagnóstico, sendo o envolvimento da medula espinal descrito num terço dos casos [41]. De um ponto de vista biológico, os testes sanguíneos efectuados na presença de adenopatia que podem indicar linfopatia são a Beta-2-microglobulina, que é um marcador de primeira linha no mieloma múltiplo e na linfopatia B maligna, e a enzima LDH (desidrogenase láctica). Estes ensaios são de grande interesse em biologia clínica como marcador tumoral e índice de progressão e prognóstico em várias doenças do sistema hematopoiético. O diagnóstico topográfico é efectuado com base em dados imagiológicos, nomeadamente a tomografia computorizada, que mostra a localização, o número e o tamanho dos gânglios linfáticos patológicos, bem como a eventual extensão loço-regional. No nosso caso, a TAC revelou quatro adenomegalias cervicais laterais esquerdas com 18 mm, 15 mm, 14 mm e 9 mm. Qualquer gânglio linfático com mais de 10 mm de diâmetro é considerado patológico [54].

Estes gânglios patológicos foram localizados sem envolvimento de outros territórios linfonodais, nem de gânglios linfáticos extra-locais ou distantes. Qualquer que seja o órgão envolvido, estas lesões linfomatosas apresentarão um certo número de características comuns na imagiologia, o que deve levar a evocar o diagnóstico ou a pôr em causa os diagnósticos mais frequentes de tumores primários ou secundários, a fim de encorajar a colheita de amostras para biópsia [54].

No nosso caso, o diagnóstico foi confirmado por exame patológico. O diagnóstico só pode ser efectuado com certeza por histologia e IHC. A biopsia excisional de um ou mais gânglios linfáticos é o método preferido. A integração de dados clínicos, paraclínicos, morfológicos, imunofenotípicos e genéticos é essencial para o diagnóstico patológico do linfoma. Até à data, não existem marcadores imunohistoquímicos ou moleculares específicos para o LZMG. Como se trata de uma doença pouco frequente, existem poucas séries na literatura. Histologicamente, o LZMG apresenta uma grande variabilidade arquitetónica e citológica.

Esta arquitetura é difusa em 75% dos casos [38], por vezes com nodularidade vaga, caso em que devem ser excluídos outros linfomas não-Hodgkin de pequenas células B com uma arquitetura difusa. O polimorfismo citológico está presente em todas as séries [37, 39, 42]. As células do tipo monocitóide nem sempre estão representadas, enquanto que a diferenciação plasmocitóide e linfoplasmocítica é frequentemente observada [30, 37]. No nosso caso, a histologia confirmou um linfoma constituído por pequenos linfócitos tumorais difusos, obliterando completamente a arquitetura linfonodal, com atipia nuclear marcada. Os critérios histológicos ajudam a formular hipóteses iniciais, mas não são suficientes para estabelecer um diagnóstico definitivo. Os critérios histológicos ajudam a formular hipóteses iniciais, mas não são suficientes para o diagnóstico definitivo, orientando o estudo imunohistoquímico, que deve ser o mais abrangente possível. O nosso caso foi imunomarcado com anticorpos anti:CD20 (coloração positiva intensa e difusa do citoplasma das células tumorais); Bcl2 (marcação nuclear e citoplasmática de intensidade média e difusa do citoplasma e da membrana nuclear afectando 50% das células tumorais); CD5 (sem marcação das células tumorais); CD3 (sem marcação de células tumorais); Bcl1 ou ciclina D1 (sem marcação de células tumorais); CD10 (sem marcação de células tumorais); CD23 (sem marcação de células tumorais); Ki67 (marcação nuclear de alta intensidade que afecta cerca de 30% das células tumorais). Os anticorpos para CD5, CD3, Bcl1, CD10 e CD23 são marcadores de exclusão. Na literatura, as células do linfoma têm um fenótipo B: CD20 positivo, CD79a positivo, PAX5 positivo, IgD negativo, com CD43 frequentemente expresso, enquanto a expressão de CD5 é muito mais rara em 15% dos casos. O CD23 é geralmente negativo e só é observado em 1/3 dos casos. A ciclina D1 (Bcl1) é negativa e os marcadores CG (CD10, Bcl6, HGAL, MEF2B) não são observados. O Bcl2 é mais frequentemente positivo [4, 38, 41]. Estes dados corroboram os nossos resultados imunohistoquímicos, com exceção de alguns marcadores que não estavam disponíveis. Os dados clínicos, paraclínicos, histológicos e imuno-histoquímicos levaram à conclusão de um linfoma localizado da zona marginal dos gânglios linfáticos com uma grande massa tumoral, de acordo com os critérios GELF [48, 51].

Os doentes assintomáticos sem critérios de síndroma tumoral, tal como definidos pelo GELF, são seguidos regularmente sem tratamento [49].

Nos doentes sintomáticos que necessitam de tratamento, a abordagem terapêutica será diferente consoante a doença seja localizada ou mais sistémica. No caso de doença localizada, a cirurgia seguida de radioterapia é uma opção possível. Os doentes sintomáticos sem critérios de síndroma tumoral podem também beneficiar de monoquimioterapia à base de clorambucil, idealmente combinada com rituximab [49].

Os doentes com um dos critérios GELF devem receber uma imunoquimioterapia à base de rituximab, como "R-CVP" (rituximab, ciclofosfamida, vincristina e prednisona), possivelmente combinada com uma antraciclina "R-CHOP" (Rituximab - Ciclofosfamida - Hidroxi-doxorrubicina Vincristina Prednisona).

A bendamustina em combinação com rituximab está indicada na presença de factores de mau prognóstico [49]. Assim, o nosso doente beneficiou de uma quimioterapia para redução da massa tumoral com uma associação de ciclofosfamida, sulfato de vincristina, cloridrato de doxorrubicina (metotrexato de adriamicina), citarabina e a hormona esteroide dexametasona (Hiper-CVAD) enquanto aguardava a instituição de um protocolo de quimioterapia específico para o linfoma da zona marginal. O tratamento foi um sucesso, derretendo todos os gânglios linfáticos cervicais e eliminando completamente a dor. A fase de tratamento específico está em curso com o protocolo Rituximab- CHOP (R-CHOP). O paciente receberá seis (06) cursos de R-CHOP (um curso a cada 21 dias) seguidos de Rituximab a cada 2 meses durante 2 anos. Em casos raros, o tratamento antiviral pode ser eficaz em doentes infectados com o vírus da hepatite C [49]. Independentemente do tratamento utilizado (observação isolada, ressecção cirúrgica, quimioterapia, radioterapia, esteróides), a sobrevivência global em 5 anos é de 60 a 70% [4, 49].

CONCLUSÃO

O linfoma da zona marginal do gânglio é um linfoma de pequenas células B relativamente raro. A heterogeneidade da apresentação histológica e a ausência de marcadores imuno-histoquímicos ou moleculares específicos dificultam o seu diagnóstico. Embora se caracterize por uma apresentação clínica muito diferente do LZMG e do linfoma do tipo MALT, as semelhanças notáveis na sua epidemiologia e na biologia das células tumorais confirmam uma origem comum nas células B da zona marginal, tornando os achados clínicos muito difíceis. O LZMG só é diagnosticado depois de terem sido excluídas outras doenças linfoproliferativas indolentes das células B. O prognóstico para a MGZL é muito encorajador, mas pode ocorrer uma transformação agressiva, daí a necessidade de investigação aprofundada para estruturar recomendações para o diagnóstico, avaliação e tratamento.

SUGESTÕES

No final deste trabalho, apresentamos algumas sugestões e recomendações para contribuir para o tratamento dos doentes com linfoma da zona marginal dos gânglios linfáticos.

❖ **Ao Ministro da Saúde e da Higiene Pública**

- Equipar o laboratório de anatomia patológica e de citologia do Hospital Regional de Fada N'gourma com material histológico normalizado.
- Promover um seguro de saúde universal para que os doentes com linfoma possam beneficiar de estudos histológicos e imunohistoquímicos sistemáticos.
- A partilha de recursos com o serviço de histo-embriologia e de citogenética e com as estruturas privadas do Burkina Faso que dispõem de   laboratórios de biologia molecular e de citogenética (Hôpital Saint Camille, CERBA) para que os doentes com linfoma possam beneficiar de análises moleculares e citogenéticas.

❖ **Médicos assistentes**

Qualquer nódulo linfático suspeito de ser maligno deve ser encaminhado para exame anatomopatológico o mais rapidamente possível.

❖ **Ao Chefe do Laboratório de Morfologia e Organogénese da Escola Doutoral de Ciências e Saúde da Universidade Joseph KI-ZERBO de Ouagadougou**

Reforçar o painel de anticorpos já disponível, para que os patologistas possam efetuar um estudo imunohistoquímico mais completo.

❖ **Patologistas médicos**

Criar uma plataforma digital dedicada à formação contínua à distância, a fim de atualizar os conhecimentos e reduzir a necessidade de os médicos se deslocarem para fora do seu local de trabalho.

REFERÊNCIAS

1. Bontoux C, Bruneau J, Molina TJ. Classificação patológica das doenças linfoproliferativas crónicas B. Presse médicale. 2019 ; 48(7- 8) :792-806.

2. Agência Internacional de Investigação do Cancro. Organização Mundial de Saúde: Cancer Today/ Population Fact Sheets, GLOBOCAN 2020, disponível em http://globocan.iarc.fr/Pages/fact_sheets_population.aspx consultado em 12/01/2024.

3. Christophe B, Marie L, Catherine VK et al. Gestão atual do linfoma da zona marginal, Rev Med Suisse 2015; 11: 1549-56.

4. Swerdlow SH, Campo E, Harris NL, et al. Classificação da OMS dos tumores dos tecidos hematopoiéticos e linfóides (4ª edição revista). Lyon: IARC; 2017.

5. Zucca E, Bertoni F. O espetro do linfoma MALT em diferentes locais: relevância biológica e terapêutica. Blood. 2016;127:2082-2092.

6. De Wolf-Peeters C, Delabie J. Anatomy and histophysiology of lymphoid tissue (Anatomia e histofisiologia do tecido linfoide). Semin. Oncol 1993;20(6):555-569.

7. Dr. Djaalab M. Histology of lymphoid organs and tissues (Histologia dos órgãos e tecidos linfóides). Histologie spéciale 2ème année médecine. Acedido em https://fac.umc.edu.dz/vet/Cours_Ligne/cours_21_22/Histologie_A2/TP_hist ologie_org_%20lymph.pdf, em 18 de janeiro de 2024.

8. Laboratório de histologia e embriologia. Gânglios linfáticos. UFR de medecine de Nantes. Visitado em https://histologie.univ- nantes.fr/?p=768, em 18 de janeiro de 2024.

9. Fugmann SD, Lee AI, Shockett PE, Villey IJ, Schatz DG The RAG proteins and V(D)J recombination: complexes, ends, and transposition. Annu Rev Immunol. 2000 ; 18 : 495-527.

10. McHeyzer-Williams LJ, Malherbe LP, McHeyzer-Williams MG.

Checkpoints na evolução das células B de memória. Immunol Rev. 2006 Jun ; 211 : 255- 68.

11. Weill JC., Weller S., Reynaud CA. Células B da zona marginal humana. Annu Rev Immunol. 2009 ; 27 :267-85.

12. Vinuesa CG, Tangye SG, Moser B, Mackay CR. Follicular B helper T cells in antibody responses and auto immunity. Nat Rev Immunol. 2005 Nov ; 5(11) :853-65.

13. Lanzavecchia A., Bernasconi N., Traggiai E., Ruprecht CR., Corti D., Sallusto F. Understanding and making use of human memory B cells. Immunol Rev. 2006 Jun ; 211 : 303-9.

14. Maes B., De Wolf-Peeters C. Linfoma de células da zona marginal - uma atualização dos avanços recentes. Histopatologia. 2002; 40: 117-126.

15. Harris NL, Jaffe ES, Stein H, et al. Uma Classificação Europeia-Americana revista das neoplasias linfóides. Uma proposta do Grupo Internacional de Estudo do Linfoma. Blood. 1994 ; 84 : 1361-1392.

16. Mebius RE, Kraal G. Structure and function of the spleen (Estrutura e função do baço). Nat rev Immunol, 2005 ; 5 : 606-16.

17. Algara P., Mateo MS., Sanchez-Beato M., et al. A análise das mutações somáticas IgV(H) no linfoma da zona marginal esplénica define um grupo de casos não mutados com deleção 7q frequente e evolução clínica adversa. Blood. 2002 ; 99 : 1299-1304.

18. Farinha P., Gascoyne R. Helicobacter pylori and MALT Lymphoma. Gastroenterology. 2005; 128: 1579-1605.

19. Suarez F., Lortholary O., Hermine O., Lecuit M. Infection-associated lymphomas derived from marginal zone B cells: a model of antigen-driven lymphoproliferation. Blood. 2006 ; 107 : 3034-3044.

20. . Hermine O., Lefrere F., Bronowicki J., et al. Regressão do linfoma esplénico com linfócitos vilosos após tratamento da infeção pelo vírus da hepatite C. N. Engl J. Med. 2002; 11: 89-94.

21. Khalil MO, Morton LM, Devesa SS, et al. Incidência do linfoma da zona marginal nos Estados Unidos, 2001-2009, com enfoque no local anatómico primário. Br J Haematol 2014;165:67-77.

22. Gitelson E, Al-Saleem T, Robu V, Millenson MM, Smith MR. O linfoma da zona marginal nodal pediátrico pode desenvolver-se na população adulta. Leuk Lymphoma 2010;51(1):89e94.

23. Aqil B, Merritt BY, Elghetany MT, Kamdar KY, Lu XY, Curry CV. Linfoma da zona marginal nodal da infância com caraterísticas clinicopatológicas e citogenéticas incomuns para a variante pediátrica: um relato de caso. Pediatr Dev Pathol 2015;18(2):167e71.

24. Taddesse-Heath L, Pittaluga S, Sorbara L, Bussey M, Raffeld M, Jaffe ES. Linfoma de células B da zona marginal em crianças e adultos jovens. Am J Surg Pathol 2003;27:522-31.

25. O'Suoji C, Welch JJ, Perkins SL, et al. Raros linfomas não-Hodgkin pediátricos: um relatório do estudo ANHL 04B1 do grupo de oncologia infantil. Pediatr Blood Cancer 2016,63(5):794c800.

26. Sheibani K, Sohn CC, Burke JS [et al]. Linfoma monocitóide de células B. Uma nova neoplasia de células B. The American journal of pathology 1986 Aug; 124(2): 310- 318.

27. Cousar JB, McGinn DL, Glick AD [et al]. Relato de um linfoma invulgar proveniente de linfócitos B parafoliculares (PBLs) ou dos chamados linfócitos "monocitóides". Am J Clin Pathol 1987 Jan; 87(1): 121-128.

28. Piris MA, Rivas C, Morente M [et al.]. Linfoma monocitóide de células B, um tumor relacionado com a zona marginal. Histopatologia 1988 Abr; 12(4): 383-392.

29. Isaacson PGN, R N ; Piris, M.A.; Berger, F.; Harris, N.L.; Müller-Hermelink, H.K; Swerdlow, S. Nodal marginal zone B-cell lymphoma. In: Jaffe ES, H.; Vardiman, JW. (ed). Pathology and Genetics of Tumors of Haematopoietic and Lymphoid Tissues (Patologia e Genética dos Tumores dos

Tecidos Hematopoiéticos e Linfóides). Lyon: IARC Press; 2001, pp 161.

30. Campo EP, SA; Jaffe, ES; Müller-Hermelink, HK; Nathwani, BN. Linfoma nodal de zona marginal. In: Swerdlow SH, NL; Jaffe, ES; Pileri, SA; Stein, H; Jurgen, T; Vardiman, JW. (ed). WHO Classification of Tumours of Haematopoietic and Lymphoid Tissues (Classificação da OMS dos Tumores dos Tecidos Hematopoiéticos e Linfóides). Lyon: IARC Press; 2008, pp 218-219.

31. Boveri E, Arcaini L, Merli M [et al.]. Histologia da medula óssea nos linfomas de células B da zona marginal: correlação com parâmetros clínicos e citometria de fluxo em 120 doentes. Annals of oncology : jornal oficial da Sociedade Europeia de Oncologia Médica / ESMO 2009 Jan; 20(1): 129-136.

32. Traverse-Glehen A, Bertoni F, Thieblemont C et al. Linfoma de células B da zona marginal nodal: um dilema diagnóstico e terapêutico. Oncology (Williston Park, NY) 2012 Jan; 26(1): 92-99, 103-104.

33. Arcaini L, Lucioni M, Boveri E [et al.]. Linfoma da zona marginal nodal: conhecimento atual e direcções futuras de uma doença heterogénea. Eur J Haematol 2009 Sep; 83(3): 165-174.

34. Ifrah Norbert, Cahn Jean-Yves. Hematologia 2ª edição SFH référentiel des collèges. Masson 2014 : 358p .

35. Iyer VK. Diagnóstico do linfoma pediátrico: Role of FNAC, Biopsy, Immunohistochemistry and Molecular Diagnostics. Indian J Pediatr.2013 Sep ; 80(9):756-763.

36. Lai C, Roschewski M. Linfoma da zona marginal nodal: medicina impessoalizada. Oncologia 2012;26:33-43.

37. Camacho FI, Algara P, Mollejo M, et al. Linfoma nodal da zona marginal: um tumor heterogéneo: análise exaustiva de uma série de 27 casos. Am J Surg Pathol 2003;27:762-71.

38. Mohamed E, Izidore S, Roger A, Yasodha N. Padrões Imunoarquitectónicos no Linfoma de Células B da Zona Marginal Nodal. Um estudo de 51 casos. Am J Clin Pathol 2009;132:39-49.

39. Traverse-Glehen A, Felman P, Callet-Bauchu E, et al. A clinicopathological study of nodal marginal zone B-cell lymphoma: a report on 21 cases. Histopathology. 2006;48:162-173.

40. Anamarija M. Linfoma da zona marginal ganglionar. Visitado em https://www-pathologyoutlines-com.translate.goog/topic/lymphomanodalMZL.html?_x_tr_sl=en&_x_tr_tl=fr&_x_tr_hl=en&_x_tr_pto=sc, 21 de janeiro de 2024.

41. SpinaV. et al. Patogénese molecular do linfoma da zona marginal esplénica e nodal Best Pract Res Clin Haematol (2017).

42. Callet-Bauchu E, Baseggio L, Felman P, Traverse-Glehen A, et al,. A análise citogenética delineia um espetro de alterações cromossómicas que podem distinguir linfomas de células B da zona marginal não-MALT entre entidades de células B maduras: uma descrição de 103 casos. Leukemia. 2005;19:1818-23.

43. Alexandra T, Camille L, Lucile B. Diagnóstico morfológico dos linfomas da zona marginal esplénica e dos gânglios linfáticos. Horizontes Hémato. julho-agosto-setembro de 2019. Volume 09, Número 03.

44. ZuccaE, ConconiA, LaszloD, . A adição de rituximab ao clorambucil produz uma sobrevivência livre de eventos superior no tratamento de doentes com linfoma extranodal de células B da zona marginal: análise de 5 anos do estudo aleatório IELSG-19. J Clin Oncol 2013;31:565-72.

45. RummelMJ, NiederleN, MaschmeyerG, . Bendamustine plus rituximab versus CHOP plus rituximab como tratamento de primeira linha para doentes com linfomas indolentes e de células do manto: Um ensaio aberto, multicêntrico, aleatório, de não inferioridade de fase 3. Lancet 2013 ;381 :1203-10

46. FedericoM, LuminariS, DondiA, . R-CVP versus R-CHOP versus R-FM para o tratamento inicial de doentes com linfoma folicular em fase avançada: Resultados do ensaio FOLL05 realizado pela Fondazione Italiana Linfomi. J

Clin Oncol 2013;31:1506-13.

47. Kahl B, Yang D. Linfomas da zona marginal: gestão de NHL nodal, esplénico e MALT. Hematologia Am Soc Hematol Educ Program. 2008;359-364.

48. Instituto Nacional do Cancro. Tratamento do linfoma não-Hodgkin do adulto (PDQ®) Versão para profissionais de saúde.2015: http://www.cancer.gov/types/lymphoma/hp/adult-nhl-treatment- pdq#section/all, visitado em 21 de janeiro de 2024.

49. Christophe B, Marie L, Catherine VK, Yves B, Dominique B. Gestão atual do linfoma da zona marginal.Swiss Medical Journal. agosto de 2015, visitado no sítio Web   https://www.revmed.ch/revue-medicale- suisse/2015/swiss-medical-journal-483/atual-treatment-of-lymphoma-of-the-marginal-zone#tab5, 23 de janeiro de 2024.

50. Luca A, Marco L, Emanuela B, Marco P. Linfoma nodal da zona marginal: conhecimento atual e direcções futuras de uma doença heterogénea. Revista Europeia de Hematologia. 2009 setembro ;83(3) :165-74.

51. Solal-CelignyP, RoyP, ColombatP, . Índice de prognóstico internacional do linfoma folicular. Sangue 2004; 104:1258-65.

52. Dilip Sandipan Nikam. Um relato de caso de linfoma da zona marginal nodal: Diagnóstico e gestão. Jornal Asiático de Oncologia 2017; Vol3; 78-80.

53. Sung Y, Baek-YR , Won S et all . Linfoma de células B de zona marginal nodal: análise de 36 casos. Apresentação clínica e resultados do tratamento do linfoma de células B da zona marginal nodal. Ann Hematol (2006) 85:781-786 .

54. Frampas E. Linfomas: algumas noções básicas que o radiologista precisa de saber. Jornal de Radiologia Diagnóstica e Intervencionista (2013) 94, 135-149.

RESUMO

Título : *Linfoma da zona ganglionar marginal: a propósito de um caso diagnosticado no hospital regional de Fada N'Gourma.*

Introdução*: Os linfomas da zona marginal (MZL) subdividem-se em três entidades: MZL extraganglionar desenvolvido a partir de tecido linfoide associado à mucosa (MALT), MZL esplénico (SZML) e MZL linfonodal (GNML). O MGL é um linfoma de células B de pequenas células relativamente raro. Relatamos o caso de um doente de 52 anos com MGL diagnosticado no Hospital Regional de Fada N'Gourma.*

Relato de caso*: Um doente de 52 anos, com antecedentes de hepatite viral crónica B, apresentou uma massa cervical esquerda dolorosa. Os sintomas começaram há 9 meses com o aparecimento de uma massa cervical esquerda dolorosa e progressiva. O exame clínico revelou múltiplas adenopatias laterocervicais esquerdas dolorosas. As análises sanguíneas revelaram um aumento da lacticodehidrogenase (391,3 UI/L) e da beta 2 microglobulina (2,92 mg/L). A tomografia computorizada cervico-toraco-abdomino-pélvica revelou quatro (04) adenomegalias latero-cervicais esquerdas com 18mm, 15mm, 14mm e 9mm. A histologia das excisões dos gânglios linfáticos revelou uma proliferação tumoral difusa. As células tumorais eram pequenas, com citoplasma eosinofílico esparso e núcleos irregulares, hipercromáticos e frequentemente nucleados. A atipia nuclear era marcada e as figuras mitóticas eram raras. A imuno-histoquímica mostrou uma marcação citoplasmática intensa e difusa das células tumorais com o anticorpo anti-CD20; marcação citoplasmática e nuclear difusa de intensidade moderada de aproximadamente 50% das células tumorais com o anticorpo anti-Bcl2. O Ki67 foi expresso de forma intensa em 30% dos linfócitos tumorais. O diagnóstico foi de linfoma localizado da zona marginal dos gânglios linfáticos com uma grande massa tumoral.*

Conclusão: *O linfoma da zona marginal do gânglio é um linfoma de células B de pequenas células relativamente raro. A heterogeneidade da apresentação histológica e a ausência de marcadores imuno-histoquímicos ou moleculares específicos dificultam o seu diagnóstico.*

Palavras chave : *Linfoma, zona marginal do gânglio linfático, histologia, imunohistoquímica, Fada N'Gourma.*

Autor: *PITROIPA Judith Gueswendé, judith_pitroipa@yahoo.fr, Tel ; 70103194.*

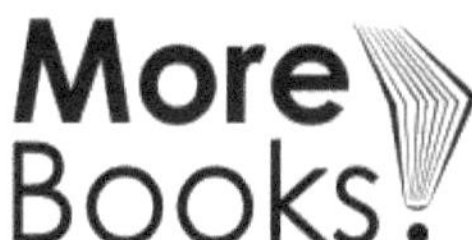

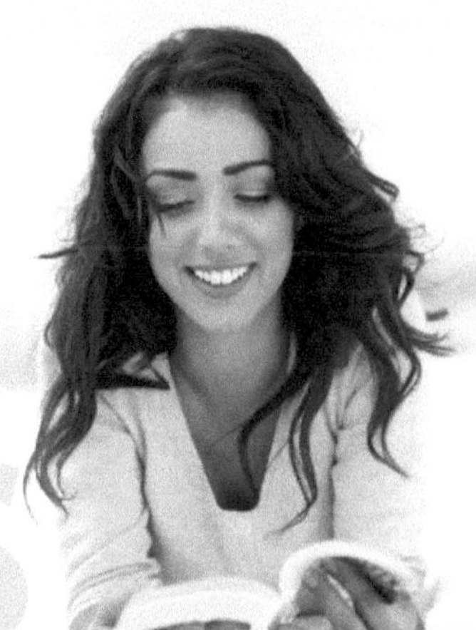

I want morebooks!

Buy your books fast and straightforward online - at one of world's fastest growing online book stores! Environmentally sound due to Print-on-Demand technologies.

Buy your books online at
www.morebooks.shop

Compre os seus livros mais rápido e diretamente na internet, em uma das livrarias on-line com o maior crescimento no mundo! Produção que protege o meio ambiente através das tecnologias de impressão sob demanda.

Compre os seus livros on-line em
www.morebooks.shop

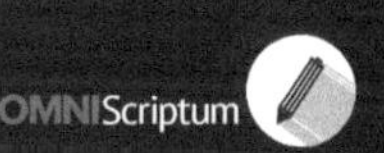

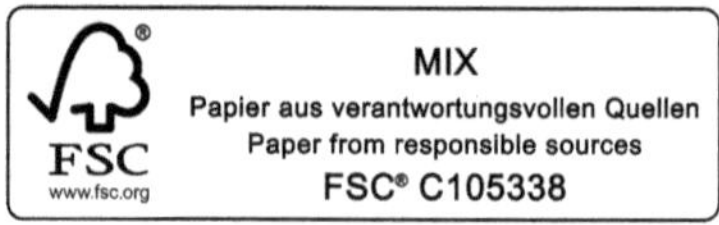

Printed by Books on Demand GmbH, Norderstedt / Germany